日本の男性不妊

当事者夫婦の語りから

竹家一美
Kazumi Takeya

晃洋書房

日本の男性不妊　目次

序章　本書の背景と目的

1　男性不妊に対する社会のまなざし

1．日本社会における「不妊」

不妊とは、「妊娠を望む健康な男女が避妊をしないで性交をしているにもかかわらず、一定期間妊娠しないもの」をいい、日本産科婦人科学会では現在、この一定期間を「一年」*1と定めている（日本産科婦人科学会 2018）。不妊の原因については一九九七年にＷＨＯ（世界保健機関）が、女性因子のみ四一％、男性因子のみ二四％、男女共に原因あり二四％、原因不明一一％という調査結果を公表しており、男性側に原因がある割合は合計四八％にのぼるという。日本では、二〇〇三年に日本受精着床学会が男性因子を三二・七％とする報告をしていることから、泌尿器科領域生殖医療専門医*2（以下、泌尿器科専門医）である湯村寧は、「不妊で悩む本邦のカップルの三〇～五〇％は男性側にも原因がある」（湯村編 2016：10）と述べている。

しかしながら従来、日本では不妊に絡む問題の責めを負うのは女性であるとみなされてきた。それ

表1　G8 諸国の生殖医療状況（2010年）

国	病院数	総治療回数	100万人あたりの治療回数	採卵あたりの出産率（%）
日　本	591	242,833	1,911	19.9
アメリカ	474	176,214	574	59.2
イタリア	202	56,419	971	20.7
ドイツ	124	75,701	919	32.6
ロシア	116	54,219	387	33.1
フランス	107	85,122	1,329	29.0
イギリス	72	57,482	941	39.0
カナダ	28	17,926	535	45.9

（注）治療とは，体外受精・顕微授精のこと．よって病院とは，それを行う医療施設を指す．
（出典）Table Ic Reported data and ICMART estimations（bold）for year 2010.（Dyer et al. 2016：1596-8）をもとに筆者作成．

ゆえに、不妊が疑われるとまず妻が一人で婦人科を受診し、さんざん検査をした挙句、何も異常が見つからない場合に初めて夫が検査を行う、という流れが大半であった。しかも男性は不妊治療に非常に消極的で、痛みを伴わない精液検査ひとつをとっても、妻の説得でしぶしぶ、それも自宅で容器に採取した精液を、妻に持参させるケースがほとんどだという（石川 2011：22；ＮＨＫ取材班 2013：100）。

一方で、日本は現在「世界一の不妊治療大国」でもある（ＮＨＫ取材班 2013）。日本産科婦人科学会の最新の報告によれば、二〇一八年に国内で行われた体外受精[*3]は約四五万件にのぼり、その結果五万六九七九人の子どもが生まれた。新生児の一六人に一人にあたるこの数字は、治療件数と共に、過去最多を更新したという。

表1に示すように、実は、日本の体外受精件数は世界の中でも突出して多い。人口が二倍以上のアメリカを抑え世界最多である上に、不妊治療の専門施設数も世界一である。だが反面、採卵一回あたりの出産率、いわゆる「成功率」は、世界でも最低水準を甘受している。成功率が二〇％に満たないのは、先進国（Ｇ８諸国）の中では日本だけだが、

その背景には日本特有の事情、すなわち患者の高齢化が挙げられる。日本では体外受精を行う女性の約三割が四〇歳以上で、これは他の先進国の二～四倍に相当する。その上、複数の外国では認可されている若い女性からの卵子提供が認められていないため、成功率が低いとわかっていても、自分の卵子を使うしかないという現実もある（NHK取材班 2013：30-3）。

日本では長年、不妊の夫婦は一〇組に一組の割合とされてきたが、近年その割合は六組に一組といわれている。国立社会保障・人口問題研究所が二〇一五年に行った実態調査（六五九八人対象）によれば、不妊を心配したことのある夫婦は三五％で三組に一組の割合、治療や検査を受けた夫婦は一八・二％である（国立社会保障・人口問題研究所 2017）。二〇〇五年調査（五九三二人対象）では、それぞれ二五・八％で四組に一組および一三・四％だった（国立社会保障・人口問題研究所 2007）ので、不妊治療を受ける夫婦は現に増加している。

ただし、これほど普及しているにもかかわらず、日本にはいまだに不妊ないし不妊治療を否定視する風潮が根強い。二〇〇九～一〇年に、製薬会社のメルクセローノが一八か国一万人強の妊娠を望む男女を対象に実施した調査*4によれば、「不妊について家族や友人に情報開示しやすいか」という項目に対し、最も否定的だったのは日本で、同様に「不妊治療に積極的に取り組みたいか」という項目でも日本は最下位だったという（Merck Serono 2010）。

一九九九年に東京女性財団が不妊経験者五四名（男性一二名・女性四二名）に行った聞き取り調査でも、大半が家族や親戚、近所や職場の人などからの言葉によって傷ついた経験をもち、不妊のために家族・夫婦関係が難しくなったと回答した（東京女性財団 2000）。配偶者や親から「不妊症であることを隠すように」強要されたと語った人も複数いたことから、同調査に携わった江原由美子は、「現代日本社会においては、少なくとも一部には、不妊症であることを『スティグマ』と見なす社会通念が存在している」（江原 2000：205）と指摘した。

また同調査では、男女共に多くの人が「子どもができないとまず女性のせいにされる（する）」と語り、その理由を「性別役割分担」に求めていた。「妊娠・出産・子育ては女性の役割」という考え方が、男性に「子どものことは女性任せで良い」と考えさせているという結果から、江原は「ジェンダーが不妊を『女性の問題』と見なさせるように作用している」と述べ、それゆえに「女性は男性よりも、『子どもができない』ことへの社会的プレッシャーをより強く感じがちになる」と主張している（江原 2000：207）。

他方で江原は、「男性にも受け流しにくいプレッシャーがある」とも述べ、それは「性交に関わる視線である」と断言する。すなわち「不妊症を性的能力の文脈に位置づけることによって、男性は、不妊症をより強く『スティグマ』と見なしがちになる」（江原 2000：208）のだという。江原によると、「性的能力は『男らしさ』というアイデンティティの中核を構成している要素の一つ」なので、「男性は、男性性《ママ》不妊という宣告を受けた時、大きなショックを受けてしまいがちになる」（江原 2000：208）。こうした男性のショックは、調査に参加した多くの女性も認識しており、それどころか彼女たちは、そのショック自体が男性の精液の状態を悪化させるものと思慮していた。そのため、夫に原因があっても「なるべく男性には伝えない方が良いというような常識」が、婦人科医の指示により、女性たちの一部に形成されていたという（江原 2000：208）。

このように、男性には自分の不妊を知らされない場合があるということだが、一方で「知らされた場合には、誰にも言えずに隠してしまいがちになる」（江原 2000：209）。つまり「こういう医者―患者関係に入り込んだ（男の体面や、良き妻のあり方といった）ジェンダーが、『不妊男性の問題』を覆い隠し、『不妊は女性の問題』という身体観を再生産」し、「それがさらに『妊娠・出産は女性の問題で、男には関係がない』といった性別分業意識を維持させて、再び『不妊は女性の問題』という定義を強化する」（江原 2002：52）といった循環構造になっているのである。

2. 可視化される男性不妊

ところが近年、このような不妊と男性の関係に変化がみられる。従来ほとんど語られることのなかった状況に、光があたり始めたのである。行政や医療などの制度面のほか、著名人による男性不妊の公表などが契機となり、メディアで取り上げられる機会も増えてきた。

まずは、行政面の変化をみてみよう。二〇一四年度、三重県は男性の不妊治療に特化した助成制度を都道府県で初めて設け、「特定不妊治療」を受ける年間所得七三〇万円未満の夫婦を対象に、夫が無精子症などで精巣から精子を採りだす治療を受けた場合に限り、最大で五万円を市町と共に助成する制度を始めた。ここで「特定不妊治療」とは、厚生労働省が少子化対策の一環として二〇〇四年度から開始した「特定不妊治療費助成事業」を指す。すなわち、健康保険が適用されない体外受精と顕微授精（両者を「特定不妊治療」と呼ぶ）にかかる費用の一部を、国が都道府県と折半して補助する制度である*5。二〇一四年度に三重県が始めた男性不妊治療の助成は、この特定不妊治療に伴うことが支給要件ではあったが、「女性だけでなく男性も治療に参加しやすい環境づくりの一環だ」というように、男性不妊を顕在化させたという点では、まさに画期的な取り組みであった（『日本経済新聞』二〇一四年二月一日付夕刊）。

それはまた三重県を皮切りに、同様の制度を実施する自治体が相次いだ点からも支持できる。中には、大分県のように「特定不妊治療に伴う治療であるかどうかにかかわらず年間最大一〇万円、五年を上限に助成している」と、男性不妊治療のみを対象とする県も現れ、「男性が積極的に治療に取り組める環境整備を自治体が独自に進めている実態」が見て取れる（『日本経済新聞』二〇一四年九月二九日付）。二〇一六年度には国も助成に乗り出し、二〇一九年度からは治療一回につき一五万円の助成を初回に限って三〇万円に引き上げ、女性への支援と同水準にするなど、男性不妊治療を積極的に後押しする姿勢が窺える（厚生労働省 2019）。

さらに二〇二〇年九月に発足した菅義偉内閣は、首相の肝煎り政策として「不妊治療の保険適用」を掲げ、まずは二〇二一年度の予算編成に、現行の助成制度における所得制限の撤廃や一回あたりの助成額の倍増（一五万円→三〇万円）等を盛り込み、必要な予算を六七九億円と大幅に増大させた。菅首相は、不妊治療の保険適用を男性も対象にすると表明しており、二〇二二年度からスタートさせる意向だという（『日本経済新聞』二〇二〇年一〇月二〇日、一二月五日付）。

このように二〇一四年度以降、にわかに脚光を浴び始めた男性不妊治療だが、その背景には何があるのか。一つにはもちろん、少子化対策としての側面がある。二〇一五年一一月に発足した安倍晋三内閣の「一億総活躍国民会議」が、「希望出生率一・八」の実現に向け不妊治療支援の拡充を盛り込み、翌年度から男性不妊への支援を始めたことは、それを裏付ける。前述したように、女性を対象とする特定不妊治療への補助は二〇〇四年度から行われていたが、二〇一六年度の利用件数は延べ一四万一八九〇件と、当初の八倍にまで達したという（『日本経済新聞』二〇一八年六月一八日付）。換言すれば、それほどまでに特定不妊治療を受ける夫婦が激増したわけだが、実はその裏には、国内における「夫が無精子症などで精巣から精子を採りだす治療」の広がりがあった。つまりもう一つ、男性不妊治療技術の進展とそれを担う医師および施設の増加という医療面での変化があったのだ。その詳細は第1章にて述べるが、ここでは先に、そうした医療が社会に広まるきっかけとなった二冊の本を紹介したい。

一冊目は、泌尿器科専門医の石川智基が著した『男性不妊症』(二〇一一年五月発行、幻冬舎)である。同書は「日本で唯一の男性不妊の解説本。不妊本としては異例の一万部の売れ行きを記録」(『週刊東洋経済』二〇一二年七月二一日号、四七頁)と評されたように、多数の読者を獲得し、石川によれば出版以後、彼の男性不妊外来の患者数は約二〇倍に増えたという[*6]。

二冊目は、ロックシンガーのダイアモンド☆ユカイが自身の無精子症を告白し、不妊治療を経て子どもが誕生するまでの経験を綴った『タネナシ。』(二〇一一年七月発行、講談社)である。自虐的なタイトルや著者が芸能人であることから話題を集めた同書だが、著者によれば「今回、この事実をカミングアウトしたのは、同じ悩みを抱えている人たちに少しでも勇気を与えることができるんじゃないか、と思ったからだ」(ダイアモンド 2011：171)という。実際、出版後の彼は、行政主催のフォーラムやメディアで男性に精液検査の重要性を訴えるなど、男性不妊治療の啓発活動に一役買っている。元力士の小錦や作家のヒキタクニオ、放送作家の鈴木おさむといった著名人[*7]が、彼のあとに続いた点を踏まえても、『タネナシ。』の意義は大きく、ダイアモンド☆ユカイは自身の不妊を公表した男性の先駆けとなった。

3．男性不妊に対する関心の高まり

ところで、上記の二冊はいずれも二〇一一年に発行されているが、ここで同年を起点とする、不妊や生殖をめぐる動きをおさえておくことは重要だろう。

そこで、まず取り上げたいのは、「妊活」という言葉の流行である。「妊活」とは、ジャーナリストの白河桃子による造語とされ、「妊娠・出産を目指して、婦人科を受診して体のチェックをしたり、妊娠しやすい体づくりのために漢方薬をのむなど、積極的に〝授かる〟努力をすること」をいうが、その「妊活」が、働く女性向けの情報サイト「日経ウーマンオンライン」のアンケートで、女子的流行語に選ばれたのが二〇一一年であった（『週刊東洋経済』二〇一二年七月二一日号、五六頁）。すなわち二〇一一年とは、働く女性たちを中心に「妊活」という言葉が認知された年であり、その結果、彼女たちの間に「妊娠・出産を目指そう」という気運が高まり始めた年として捉えられるのである。

もとより、こうした女性たちの動きが、少しでも出生率を上げたい政府や「医療ビジネス」に歓迎されたのは想像に難くない。実際二〇一二年三月に白河が産婦人科医との共著で『妊活バイブル』（講談社）を出版すると、それ以来、「妊活」と銘打った書籍や雑誌の特集記事はひきも切らず、二〇一六年四月には、金融庁が民間の生命保険会社に不妊治療保険を解禁し、同年一一月には、厚生労働省が検査薬として二五年ぶりに排卵日の検査に使う一般用医薬品七品目を承認するなど、まさに「不妊ビジネス」は活気を帯びている。

また「妊活」という言葉こそ用いていないが、同時期に放送されたＮＨＫの番組――「産みたいのに産めない～卵子老化の衝撃～」（二〇一二年六月二三日『ＮＨＫスペシャル』）――もインパクトを与えた。「急増する不妊の背景に『卵子の老化』があり、そこには女性の社会進出が進む一方で妊娠・出産を考慮してこなかった社会の姿がある」（ＮＨＫ取材班 2013：8）という位置づけで放送された同番組では、「卵子老化による不妊」に直面する女性のみならず、その夫たちにも取材しているが、ここで興味深いのは、その経緯である。

実は、ＮＨＫでは同年二月にも同じタイトルで番組を放送し（二〇一二年二月一四日『クローズアップ現代』）大きな反響を呼んでいたが、中でも数多く届いたのが、「なぜ女性の不妊だけを取り上げるのか。不妊の原因は男性側にもある」（ＮＨＫ取材班 2013：16）という女性からの意見だったという。つまり取材班は、女性視聴者の声によって初めて男性不妊の問題を認識し、取材を追加したわけだが、その中でたどり着いた「新たな事実」こそが、「夫が不妊の検査に行きたがらず、その間に妻に『卵子老化による不妊』を引き起こしてしまっているという実態」（ＮＨＫ取材班 2013：18）だったのである。

この二〇一二年六月の放送が多方面に波紋を投じたのは間違いないが、とりわけ男性自身への注意喚起や啓発といった動きが、より顕著になった点は注目すべきである。たとえば『週刊東洋経済』二〇一二年七月二一日号は「みんな不妊に悩んでいる――不妊の原因、その半分は男性」という特集を組み、全四二頁のうち一八頁をさいて、男性不妊の原因や検査・治療法を具体的に示すほか、「精子を守るための一〇か条」として予防策も紹介している。いわゆる「ビジネスマン」が購読するこうした雑誌が、不妊を特集することは従来ほとんどなかったが、近年は掲載が目立ち、不妊が男性の問題でもあることを繰り返し説いている。

また二〇一六年五月には「メンズルーペ」――スマートフォンで動画を撮影できる精液検査キット――がＴＥＮＧＡ（テンガ）社から、同年一一月には、同様のキット「シーム」がリクルートライフスタイル社から、さらに二〇一八年七月には、精液の郵送検査キット「バディチェック」がダンテ社から発売され、いずれも販売数を伸ばしている。泌尿器科専門医の岡田弘によれば、実際、「精液のセルフチェックをきっかけに受診する男性は増えている」といい、これらの検査キットが「男性の妊活ツール」として利用されている状況が窺える（『週刊東洋経済』二〇一六年七月九日号、六八頁；『日経ビジネス』二〇一八年三月一九日号、二〇頁）。

このように二〇一一年以降、不妊と男性の関係は急激に変化している。当初はもっぱら女性の活動とされた「妊活」にも取り込まれ、ドラッグストアでは現在、精子検査キットと排卵日検査薬が並べて販売されている。他方で、匿名ながらブログやSNSを通じて男性が自身の不妊を開示したり、男性一〇一人の体験談をまとめた『俺たち妊活部』（村橋 2016）が出版されるなど、男性が不妊経験を語るといった新たな現象も見られるようになってきた。

2　男性不妊はどのように語られてきたか

1．周縁化される男性不妊

前節でみたように、近年の日本社会は男性不妊への関心を猛烈に高めている。しかしながら、その一方、男性不妊の当事者を対象とした調査研究は、日本ではほとんど行われていない。もとより、不妊当事者を対象とした研究には膨大な蓄積があるが、それらはほぼ女性を対象としており、男性は登場するとしても「妻を支える男性」（西村 2004）という役割に限定されがちである。前述のように、最近では声を上げる男性も現れているというのに、なぜ不妊男性を対象とした研究は、依然として少ないのだろうか。西村理恵は、特に男性自身の語りに焦点をあてた研究が少ない理由を、「『男性に不妊について尋ねること』『男性が不妊について語ること』にスティグマとして意味合いが強いためだ」（西村 2004：102）と述べている。ということは、「生殖は女性の問題」という社会通念が規範的に機能しているために、男性の「生殖能力の欠如」はスティグマ化され（田中 2004）、研究者もそこから逃れられないということなのだろうか。

もっとも、不妊研究におけるこうした偏向は日本に限るものではない。海外でも、不妊や生殖に関する学術研究において男性が対象となることは稀であり、たとえば、M・C・インホーンによれば、生殖とジェンダーに関する既存のエスノグラフィー一五七本中、男性に焦点化した研究は一本しかなかったという（Inhorn 2006a）。L・カリーらは、現在でも、不妊や生殖医療に関する心理学・社会学・人類学の全領域において、圧倒的に女性が研究対象とされていると指摘している（Culley et al. 2013：225）。

ただし、こうした対象としての男女の非対称性は、治療を受けた女性たちの告発が不妊研究の契機であった点に鑑みて、当然の帰結であったともいえる。すなわち一九八九年に出版された *Infertility*（邦題は『不妊』）（Klein ed. 1989=1991）を嚆矢とする当事者からの問題提起によって、われわれは初めて不妊女性の身体的・精神的・経済的負担の重さを知ることとなったのである。不妊治療を経験した各国の女性たちの声を集約した上で、治療の場におけるリスクや情報開示の不適切さを批判し、体外受精という新しい生殖技術が家父長制の産物に過ぎないことを指摘した同書は、日本でも反響を呼び、諸研究の端緒となった。一九九〇年代初頭には、お茶の水女子大学生命倫理研究会編（1991, 1992）や、大日向雅美（1992）などが刊行され、日本でも不妊女性たちの苦悩が顕在化した。したがって、まずは彼女たちへの支援の必要性が指摘され、女性を対象とする研究が求められたのである。

一九七八年、イギリスで世界初の体外受精児が誕生した。体外受精の具体的な手技については第1章で説明するが、これは卵管通過障害や排卵障害等の女性因子による不妊症に有効な治療法である。他方、男性因子による不妊症に対しては顕微授精（ICSI）が開発され、ベルギーで一九九二年に世界初の子どもが生まれた。また一九九八年には、重度の無精子症に有効な精子採取術（MD-TESE、詳細は第1章を参照）がアメリカで臨床応用され、同手術は二〇〇〇年以降、日本でも広まりつつある（石川 2011）。

このように近年、医療の場では男性不妊の治療が活発化している。にもかかわらず、不妊や生殖に関する社会科学研究では、依然として男性が軽視されていることから、インホーンらは「男性の周縁化は重要な部分の見落としである」（Inhorn et al. eds. 2009：2）と警鐘を鳴らす。では、なぜ男性は周縁化されたままなのだろうか。

カリーらは、既存の研究を概観した上で、その理由を三つにまとめている。第一は、女性の人生における生殖の文化的な重要性である。生殖がいまだ女性の中心であり、あらゆる女性の人生の主要課題だとする規範的な仮定が、生殖についての責任を女性に負わせ、男性を周縁化しているという。第二は、不妊の診断と治療両面における女性身体への生物学的・臨床的な焦点化である。実際、不妊原因がいずれにあっても圧倒的に女性が治療の対象とされ、それゆえに、たとえカップルで来院しても女性用のカルテが作られ、男性には効果的な沈黙や妻を支える役割が求められる。つまり男性は、治療の場でも周縁化されているのである。第三は、不妊研究に男性を含める際の、課題遂行上の方法論的難しさの問題である。換言すれば、これはサンプリングの問題である。上記二点とも関連して、そもそも男性の対象者を見つけることが困難な上に、男性は苦痛を被った脆弱な「患者」としての不妊当事者像に、抵抗を示す傾向があるという（Cully et al. 2013：226）。

以上はいずれも、日本社会にも通底する議論であるが、加えてサンプリング問題については、男性不妊をスティグマ視する社会とのかかわりから論じられることも少なくない。特にこの視点は、日本の状況を分析する上でも有用と思われるため、次項で検討していく。

2．男性不妊と男らしさ——強化される男性不妊のスティグマ

不妊というスティグマ

スティグマとは、E・ゴフマンによれば、「他の人びとと異なっていることを示す属性、しかも望ましくない種類の属性」（Goffman 1963=2016：15）を指すが、そうした属性のすべてが問題になるのではなく、「ある型の人がどうあるべきかについてわれわれがもっているステレオタイプと不調和な属性だけが問題になる」（Goffman 1963=2016：16）という点には、注意を要する。すなわちスティグマとは、「『当該社会・集団の文化や社会通念に基づく意味づけを付与された属性』を含意する概念」（江原 2000：205）なのである。したがって、「親になることが規範化された社会においては、不妊が大きなスティグマになる」（松尾 2013：13）ことはいうまでもない。とりわけ、一義的に生殖の責めを負う女性に不妊のスティグマが付与される状況は容易に想像でき、実際、各国でその実態が報告されている。

たとえば、柘植あづみは一九九〇年代に不妊治療を経験した日本人女性一一名に聞き取り調査を行い、「不妊であることは障碍と同じように、偏見や差別の対象となる。その意味で、不妊はスティグマだと言える」（柘植 2012：211-2）と述べ、不妊に苦しむ女性たちを「スティグマを押し付けられた

マイノリティとして」（柘植 2012：105）描出している。また、いわゆる「多産社会」（松尾 2013：13）をフィールドとする人類学領域では、不妊女性に着目する民族誌も少なくないが、たとえばC・リースマン（Riessman 2000, 2002）は南インド・ケーララ州、M・ホロス（Hollos 2003, 2008）はサブサハラ・アフリカ、松尾瑞穂（2013）はインド西部・マハーラーシュトラ州での調査を通して、スティグマ化された不妊女性の苦悩や、劣位な社会的地位を描き出している。

他方、子どもをもたない生き方も認められている欧米諸国などでは、多くの女性が「秘密のスティグマ（secret stigma）」（Greil 1991a：22）として不妊を経験するという報告もある。ただし、男性不妊のアメリカ人夫婦二四組にインタビューを行ったL・W・バーンズによると、欧米でも異性愛カップルの場合、妊娠しないという事実は女性の身体に現れるので、不妊のスティグマを付与されるのは女性であり、「不妊男性は不可視性（invisibility）をおおいに享受している」（Barnes 2014：160）という。

男らしさとセクシュアリティ

翻って男性不妊の場合、この「不可視性」が二つの側面から語られる点には、注意が必要である。なぜならバーンズが指摘したように、男性には不可視性によって逃れられる不妊のスティグマがある反面、逃れられないスティグマもあるという見方が、先行研究における一つの潮流だからである。言い換えれば、欧米の研究者の間では、調査に対する不妊男性の無反応は、その不可視性ゆえに生起する男性特有のスティグマ、いわゆる「生殖能力と性的能力の連鎖（fertility-virility linkage）」（Lloyd 1996：434）によるスティグマに起因すると解釈されてきたのだ（Inhorn 2004；Wischmann & Thorn 2013：238）。

たとえばC・E・ミオールは、心ならずも子どものいないカナダ人の男女を対象に、その状態に対する反応の性差を検討しようとしたところ、比較できる程の男性対象者が得られなかった自らの経験を踏まえ、「性的能力と生殖能力とを結びつけられると、男性不妊は女性不妊よりも、よりスティグマ化されやすい」（Miall 1989：298）と述べている。またインホーンは、アメリカ人男性を対象に、すべての健康状態の中で男性不妊へのスティグマが最も強固であることを示した論考（Becker 2000；Greil 1991b）を引いて、「男性不妊は、健康状態の問題としても社会的な問題としても深く隠されたままである」と述べ、「このスティグマは、明らかにセクシュアリティの問題と関連している」（Inhorn 2004：162-3）と主張した。さらにドイツで心理臨床に携わるT・ウィッシュマンとP・ソーンは、「男性不妊は女性不妊よりも、より強く性機能障害に結びつけられる」（Wischmann & Thorn 2013：238）と述べ、その一因としてメディアの影響を挙げた。たしかに、イギリスの新聞記事を分析したK・ギャノンらによれば、通常は誤解であるにもかかわらず、新聞には男性不妊と性的不能（impotence）を統合し、ステレオタイプ的な男性性を構築する傾向があったという（Gannon et al. 2004）。つまり一般に「男性不妊」は、女性を妊娠させる能力のみならず、性的能力や父性や男らしさをも崩壊させるものとして、性的不能と一括りに語られているのである（e.g. Miall 1986；Lloyd 1996；Inhorn 2004；Wischmann & Thorn 2013）。

本章第1節でみたように、日本で同様の議論を展開しているのは、江原（2000, 2002）である。彼女によれば、日本社会には「不妊」をスティグマ視する社会通念が存在するが、とりわけ「男性不妊」については、男性自身が「不妊症を性的能力の文脈に位置づける」ために「強烈なスティグマとなる」（江原 2000：208）ということであった。

この江原の議論を引き継ぎ、田中俊之は男性学の立場から「〈男らしさ〉と生殖能力の関係」を論じている。まず田中は、「男性不妊の当事者はほとんど『語らない』という事実」（田中 2004：207）を強調する。その上で、男性不妊の不可視性を前提に、「男性が『沈黙』しているかぎり『生殖能力の欠如』というスティグマは顕在化せず、従来とほとんど変わりのない生活ができる」（田中 2004：207）と述べる。とはいえ、既婚者の場合には「生殖能力」ではなく「性的能力」を疑われる可能性があり、それは主に男性間の「からかい」として表面化する。すなわち「男性にとってセクシュアリティとは性的能力と関連づけられる傾向が強」く、「そのため男性不妊と診断された男性は、ジェンダー・アイデンティティが根底から覆されるような衝撃を受けることになる」（田中 2004：213）のだという。

以上の議論は、次のようにまとめられよう。すなわち不妊は、ほとんどの社会でスティグマとみなされている。とりわけ男性不妊は、その不可視性ゆえに、生殖能力と性的能力とを結びつけて語られる傾向があるため、女性不妊よりもより強いスティグマになり得る。というのも、既存の議論では「性的能力と男性性は不可分の関係にある」と考えられているからである。したがって、その欠如を疑われかねない男性不妊の開示を、当事者が嫌うのは当然であり、そのため不妊男性は調査対象になり得ないのである。

しかしこうした側面はあるにせよ、当事者の声を聴くことができなければ、「男性の人生における不妊の『真実（truth）』については、ほとんどわからない」（Lloyd 1996：452；Inhorn 2004：163）といった状況が続いてしまう。とりわけ日本では、実証的研究がほぼ存在しないため、長年、不妊男性の真実は皆目わからないという事態に陥っているのである。

そこで本書では、男性不妊をめぐる当事者の経験を明らかにし、その上で、今日の日本社会における男性不妊の位置づけを考察することを目的とする。

3　本書の構成

本書は二部構成をとり、全9章からなる。第Ⅰ部は、男性不妊をめぐる医療の動向や先行研究における議論、および方法論について記述する。理論編として位置づけられる。

第1章では、本書の背景として男性不妊治療の実際を概説し、近年の男性不妊の医療化を牽引してきた泌尿器科医についても紹介する。さらには、第4章以降の実証部分の理解に役立つ関連用語を列挙して解説する。第2章では、男性不妊に関する先行研究、中でも当事者を対象とした諸研究を概観した上で、本書の課題およびリサーチクエスチョンを設定し、認識枠組みについても説明する。そして、第3章にて、本書の調査対象と調査方法の概要を述べる。

第Ⅱ部は、実証編である。第4章から第7章は、不妊症と診断された男性ないしその妻の語りを分析し、四つのリサーチクエスチョンに対応する形で、それぞれ考察を進める。

第4章では、男性対象者八名の語りを詳細に検討し、彼らの不妊のプロセスをたどりながら、不妊治療を経験した彼らの認識や意味づけの変化を明らかにする。第5章では、不妊治療の場における男性身体の意味づけを考察するため、特に無精子症と診断された男性およびその妻、計八名の語りを取り上げて分析するが、ここではさらに、患者の身体経験に影響力をもつとされる泌尿器科医五名の語りも対象に加え、診療の場での医師と夫婦の相互作用をみていく。第6章では、一一名の女性対象者の語りを丹念に追いながら、彼女たちの夫の男性不妊との向き合い方、およびその過程で抱える困難や葛藤を明らかにし、その対処法についてもみていく。第7章では、男性不妊の開示をめぐる夫婦の実践を捉えるため、全対象者一九名の語りを対象とし、ゴフマンのスティグマ論に依拠しつつ、彼／彼女らの情報操作の実際を明らかにする。

そして終章にて、本書の結論と今後の展望を述べる。

前述したように、本書の目的は、当事者の経験を起点として、現代日本における男性不妊の位置づけを考察することである。そのため本書では、男性不妊の当事者である男性とその妻にインタビューを行い、得られた語りを分析するという調査法を採用している。よって本書が取り上げる事例は、極めて限定的なものに過ぎない。結果として全対象者が法律婚の夫婦であったため、事実婚カップル[*8]はもとより、性的少数者の不妊治療や家族形成については触れることができなかった。また、子宮移植や幹細胞による生殖[*9]といった最先端技術のみならず、精子／卵子提供や代理出産等の第三者が関与する生殖技術についても、実際、対象者の語りに現れなかったため、重要な問題ではあるが、本書では取り上げていない[*10]。

なお、本書の元になっている原稿は博士学位論文である。そのため、学術研究に興味のない方には、読みにくい面があるかもしれない。特に、先行研究の批判的検討や本書の理論的視座を示した第2章などは、関心がなければ飛ばしていただいても構わない。本書の要諦は、何よりもまず、当事者の声にあるからだ。それゆえ、是非とも読んでいただきたいのは、第4章から第7章までの当事者の語りである。ここには、男性不妊をめぐる調査対象者一九名の声がぎっしり詰まっている。共感的にでも批判的にでも構わない。彼／彼女らの声を通して、男性不妊をめぐる当事者の経験に接近していただくことが、本書の願いである。

注

＊1 日本産科婦人科学会では従来「不妊症」の期間の定義を「二年」としていたが、WHOなどが示す国際基準に合わせ、二〇一五年八月に「一年」に短縮することを決定、現在に至る。

＊2 「生殖医療専門医」は日本生殖医学会の認定資格。詳細は第1章を参照のこと。

＊3 ここでの「体外受精」には顕微授精も含まれる。昨年の日本産科婦人科学会の報告を報じた『日本経済新聞』(二〇一九年一〇月二九日付夕刊)では「夫の精子を妻の卵子に注入する顕微授精などで作った受精卵を凍結しておき、着床しやすい時期に子宮に戻す方法が主流となっており、体外受精の出産の八割を占めた」とあり、近年の男性不妊の医療化傾向が見て取れる。体外受精による子どもの出生数は毎年公表されているが、顕微授精についてのこの記述は、管見の限りその時が初めてである。

＊4 スイスの製薬会社メルクセローノとイギリスのカーディフ大学が連携して実施した国際調査の結果。同調査には、妊娠を希望する一八か国(オーストラリア、ブラジル、カナダ、中国、デンマーク、フランス、ドイツ、インド、イタリア、日本、メキシコ、ニュージーランド、ポルトガル、ロシア、スペイン、トルコ、イギリス、アメリカ)の男女一万人以上が参加している(Merck Serono 2010)。

＊5 対象者は特定不妊治療以外の治療法では妊娠の見込みがないか、極めて少ないと医師に診断され、かつ夫婦の所得合計額が七三〇万円未満の法律婚夫婦。当初、所得制限は六五〇万円未満であったが、二〇〇七年度より緩和。助成金額や年齢も見直され二〇一六年度からは一回一五万(初回三〇万)円、通算六回(初回時四〇歳未満の場合、四三歳未満の場合は通算三回)、四三歳以上を対象外とする年齢制限も設けられた。

＊6 石川は雑誌の取材で、「男性不妊の外来を始めた二〇〇六年当時の患者は一週間で三~四人程度、それが今では約八〇人に増えています」と述べている(『週刊東洋経済』二〇一二年七月二一日号、四六頁)。

＊7　二〇一二年にヒキタクニオが『ヒキタさん！　ご懐妊ですよ』（光文社）を、二〇一五年に鈴木おさむが『妊活ダイアリー From ブス恋』（マガジンハウス）を出版。ヒキタの著作は映画化され二〇一九年一〇月に全国公開。元大関の小錦は自身の無精子症を各メディアで公表している（『朝日新聞』二〇一七年一月一二日付など）。

＊8　日本産科婦人科学会は従来、生殖補助医療の被実施者を法律婚の夫婦に限定してきたが、二〇一四年六月に「体外受精・胚移植に関する見解」を改定して「婚姻」の文字を削除し、事実婚夫婦の不妊治療を容認する姿勢を打ち出した。ただし、非配偶者間人工授精（ＡＩＤ）の被実施者は、現在も法的夫婦に限られており、「戸籍謄本を提出することが望ましい」とされる（日本産科婦人科学会 2018）。

＊9　子宮移植は世界では二〇〇〇年から試みられており、一四年にスウェーデンで初めて子どもが誕生した。日本でも動物実験は進んでいるが、人への臨床応用には医学的・倫理的問題を解決すべく、社会的な議論が必要だ（『日本経済新聞』二〇一七年三月二七日付）。一方、幹細胞（胚性幹細胞＝ＥＳ細胞や人工多能性幹細胞＝ｉＰＳ細胞）による生殖は、動物実験は繰り返されているものの、人への応用にはまだ時間がかかりそうだ。だがもしも、これらの幹細胞による精子・卵子の創造が可能になれば、男女のペアという、生殖における従来の枠組みは解体することになる。

＊10　事実婚カップルや性的少数者の不妊治療、および第三者が関与する生殖技術については竹田（2018）を参照。

第Ⅰ部

第1章　男性不妊の医療化と専門医の台頭

序章でみたように、近年の男性不妊をめぐる社会的変化には医療が大きく関与している。また男性不妊については、その症状や検査・治療法など、一般に知られていない点も少なくない。そこで本章では、研究の背景として、男性不妊治療の実際を、その意義や歴史にも触れながら概説していく。第1節では、男性不妊の原因や症状、およびその治療法など、現在行われている男性不妊治療の実際について説明する。第2節では、男性不妊の専門医である泌尿器科医に焦点をあてて、不妊治療という医療における彼らの位置づけや近年の彼らの活躍を紹介する。そして第3節にて、男性不妊に関連する用語について簡潔に記述する。

1　男性不妊治療の実際

前出の泌尿器科専門医、石川（2011）によれば、男性不妊治療の歴史は短く「積極的に治療がなされるようになったのは、ここ最近一五年のこと」だという。「実際、体外受精の技術がなかったころは、人工授精の適応のない男性不妊は治療法がなかった」が、今では「顕微授精（ＩＣＳＩ）の臨床応用により、従来では治療困難であった高度乏精子症や無精子症患者でも妊娠、挙児が可能」となった（石川 2011：78-9）。この説明からは、男性不妊治療と生殖補助医療（ART：Assisted Reproductive Technology）との不可分の関係、および「男性」の治療であっても、目標は「挙児（子どもを得ること）」であることがわかる。すなわち男性不妊治療には、必ずしも男性の不妊を治す治療ではないというパラドックス*1が存在するのである。ではまず、男性不妊の具体的な原因からみていこう。

男性不妊の原因および症状

男性不妊の原因は多岐にわたるが、その八割以上は造精機能障害であり、症状としては以下で説明する「乏精子症」や「無精子症」「精子無力症」などが挙げられる。そのほか、性機能障害や精路通過障害等の原因疾患を示す男性も一定数おり、とりわけ射精障害や勃起不全（ＥＤ）といった性機能障害の患者数は、近年大幅に増加している（湯村編 2016：36）。

次に、診断の要である精液検査についてだが、検査項目は一般に、精液量、精子濃度、精子運動率、精子奇形率、白血球数の五つから成り、ＷＨＯが提示している正常値を基準として、診断が行われる（表2）。

検査の時期により変動はあるが、精液量がほぼ0mlないし1ml以下の場合は、膀胱内に射精してしまう「逆行性射精」、射精管の閉塞、精液の産生障害が疑われる。精子濃度が１５００万／mlより低い場合を「乏精子症」と呼び、中でも５００万／ml以下の場合を「高度乏精子症」、射出精液内にまったく精子がいない場合を「無精子症」と呼ぶ。また精子運動率が四〇％以下の場合を「精子無力症」、奇形精子が七〇％以上の場合を「奇形精子症」、白血球が１００万／ml以上の場合を「膿精液

表2　精液検査の正常値（WHO, 2010年）

精液量	1.5ml 以上
精子濃度	1ml 中に1500万個以上
精子運動率	40%以上
正常形態精子	4%以上
総精子数	3900万個以上
白血球数	1ml 中に100万個未満

（出典）石川（2011：49）．

症」と呼ぶ（石川 2011：48-50）。

以上の精液検査は婦人科でも可能だが、男性不妊を専門とする泌尿器科では、加えて問診、視診、触診、超音波検査（精巣エコー）、ホルモン検査等が実施され、原因の特定が目指される。しかしその特定は難しいケースが多く、たとえば患者数が最多の造精機能障害においては、半数以上が特発性（原因不明）だという（湯村編 2016：36）。

男性不妊治療の実際

それでは、男性不妊治療の実際をみていこう。無論、専門医全員が同じ治療法を実践しているとは考えにくいが、ここでは石川の『男性不妊症』（2011）に基づいて概説していく。

まずは、造精機能障害の中でも最も患者が多い「乏精子症」の治療であるが、諸検査をしても原因不明の場合、「治療は非常に困難」だという。伝統的に漢方やビタミン剤による「非内分泌療法」が行われているが、「何もしないよりは、ということで処方することが多い」というのが実情である。一方「高度乏精子症」には、精巣へのホルモン刺激を強化する（精子形成を助長させる）ため、抗エストロゲン剤（クロミッドなど）を用いる「内分泌療法」を行う場合もあるが、肝機能障害等の副作用が出てくる可能性もあり、注意が必要である。

挙児を急いでいるカップルには、これらの内服と人工授精の併用が勧められる。人工授精とは、マスターベーションで採取した精液を調節し、子宮内へカテーテルを使って注入するもので、この調節によって精子濃度の上昇が期待できる。人工授精は健康保険の適用外だが、一回あたり一～三万円程度であり、毎月施行できること、比較的自然に近く簡便であることなどから、男女共に問題がない原因不明の不妊にも推奨される（石川 2011：79–83）。

同様に、内服と人工授精の併用で挙児が期待できる症例に「逆行性射精」がある。これは射精時に内尿道口が閉鎖不全を起こして、射精反射により出てきた精液が膀胱に逆流してしまう症状で、糖尿病や前立腺の治療を受けた男性に多く見られる。治療には抗うつ薬であるイミプラミンなどを使用するが、内服で改善するのは半数程度といい、場合によっては精巣精子を使用しての顕微授精も検討される。ただこの場合、精巣内では精子が形成されているため、精巣からの精子回収は簡単で、痛みもほぼないという（石川 2011：86–7）。

近年増加傾向にある性機能障害については、勃起不全（ＥＤ）には内服薬が数種類あり、効果も確認されているのだが、射精障害には特に有効な薬はなく、結局は人工授精による治療が必要になるケースが少なくないという（石川 2011：88–90）。

ここまで、精子の数や状態に差異はあるものの、射出精液内に精子が存在するケースの治療法をみてきた。別言すればこれらは、少なくともマスターベーションによれば、精子が採取できるため、人工授精の適応であった。とはいえ、人工授精の妊娠率は概ね一〇％前後である。それゆえ五～一〇回行っても妊娠に至らなければ、体外受精にステップアップする（治療段階が進む）ケースが一般的であり、妻が高齢の場合には、最初から体外受精を勧められることも稀ではない。こうした婦人科医による治療の功罪については後述するとして、以下では、射出精液中にまったく精子が見当たらない「無精子症」の治療についてみていきたい。

無精子症の治療法

実は「無精子症」には二種類ある。一つは、精巣では精子が正常に形成されているのに、精巣上体や精管などの異常で、精子が射出精液中に出てこない「閉塞性無精子症」、もう一つは、精巣の異常である「非閉塞性無精子症」で、治療法もそれぞれ違う（石川 2011：95）。

閉塞性無精子症の治療法は、詰まっている場所をバイパスする「精路再建術」である。この手術によって精子が射出されるようになれば、自然妊娠も可能となり、二人目や三人目を望む場合にも利点がある。ただし、この「精路再建術」は技術的に高度な手術であると同時に、この手術をできる医師が多くいないという現実がある。「精路再建術」をするより、精巣や精巣上体から精子を抽出し、その精巣精子や精巣上体精子を用いて顕微授精を行う方が、確実で簡単なので、ほとんどの施設で後者が選択される。石川によると「患者さんが、きちんと説明を受けて、納得したうえでその方法を選択されるのなら問題はありませんが、多くの婦人科クリニックでは精路再建術の説明をしないまま、精巣精子を用いた顕微授精へとナビゲートしている感は否めません」という。なお、同手術にかかる時間は三～五時間、費用は保険適用の場合で自己負担は約一〇万円、自費[*2]ならば四〇万円程度である（石川 2011：96–102）。

他方、妻が比較的高齢（たとえば四〇歳以上）で女性因子がある場合には、精路再建術よりも迅速な、精巣もしくは精巣上体から精子を採取し、それを顕微授精に用いる手段もある。閉塞性無精子症の場

表3　閉塞性無精子症に有効な精子採取術

術　名	手技内容
needle TESE: needle Testicular Sperm Extraction	精巣を経皮的に（体の外から）針でついて精子を採取する
simple TESE: simple Testicular Sperm Extraction	精巣を5mm程度切開し，きちんと目で確認しながら精子を採取する
PESA: Percutaneous Epididymal Sperm Aspiration	精巣上体を経皮的に針でついて精子を採取する
MESA: Microsurgical Epididymal Sperm Aspiration	陰嚢皮膚に3〜5cm切開を行い，手術用顕微鏡を用いて精巣上体を確認しながら精子を採取する

（出典）石川（2011：103-5）をもとに筆者作成．

合、精巣では精子が造られているので、精巣を切開すれば、ほぼ大量の精子を採取することが可能である（石川 2011：103）。具体的な術式を表3に示す。

石川によれば、精巣から精子を採取するneedle TESEとsimple TESEは、どちらも日帰り手術・局所麻酔で対応でき、所用時間は一〇分程度、費用は保険適応外で一五万円程と比較的簡単な手術であるが、一方、精巣上体から精子を採取するPESAとMESAの場合は注意が必要だという。本来精巣で造られた精子の運動率は三〇％程度だが、精巣上体を経由することにより運動率が八〇％にまで上昇するため、こうした手術が行われるのだが、精巣上体管から精子回収をした結果、その上体管の閉塞が起こり得、また精巣上体に感染が起こると、発熱し、大変なことになり得るというのである。しかも、いずれの方法を用いても顕微授精の結果、妊娠に至る成績に有意差はないので、石川は、精巣精子を採取する方法を推奨している（石川 2011：103-6）。

一方、非閉塞性無精子症には「顕微鏡下精巣内精子採取術（MD-TESE：Microdissection Testicular Sperm Extraction）」が行われる。精巣白膜を大きく切開し、手術用顕微鏡を用いて精子の存在する精細管を探索する同手術は、一九九八年にアメリカのコーネル大学で開発され、日本には二〇〇〇年頃に導入された。ただしMD-TESEを受けても、精巣の中に精子が見つからなければ採取はできない。コーネル大学で直接その手技を学んだ石川の場合は、「症例数を重ねることにより、この精子回収率は四五%程度にまでアップ」（石川 2011：111）したというが、泌尿器科専門医全体では、平成二七年度に行われた全六九五症例中、精子回収例は二三六例だったので、その回収率は三四%である（湯村編 2016：44）。

MD-TESEにかかる時間は片方の精巣に約一時間、つまり両方なら約二時間（片方では精子が見つからず、もう片方で見つかる場合は五〜一〇%）、費用は保険適用外で三〇〜五〇万円程度である（石川 2011：115-7）。回収された精子は凍結保存され、体外受精や顕微授精を行う際に用いられるが、ここで女性側に施される生殖補助医療についてもみておこう。

現在、生殖補助医療として主に実施されているのは、体外受精と顕微授精である。体外受精は女性側の排卵誘発（排卵誘発剤を使って良質の卵を複数個育てる）から始まり、続いて採卵（卵巣から卵子を体外に採りだす）、培養へと進む。男性には精液の採取（採精）が求められ、その精液は培養液にて遠心分離・洗浄された後、運動良好精子のみが集められ、卵子を入れたシャーレの中に、約10〜20万／mlの濃度になるよう調整して加えられる。

精子の状態が弱く、受精能力が低い場合には顕微授精（ICSI：Intracytoplasmic Sperm Injection）が行われる。これは、顕微鏡で見ながら極細のガラス針に精子を一個だけ吸い込み、この針を卵子に刺して、精子を卵子の細胞質の中に注入する方法である。すなわち、精子が一匹でも見つかれば、この顕微授精により妊娠のチャンスが得られるのである。

いずれの方法も、受精した卵を培養させ、初期胚（採卵後二～三日目に四～八細胞になった胚）や胚盤胞（さらに二～三日培養を続け分割が進んだ胚）になれば、移植カテーテルを用いて子宮内に移植（胚移植）を行い、着床を待つこととなる（石川 2011：26–7）。費用はいずれも保険適用外で、一回あたり四〇～八〇万円と高額である（石川 2011：90）。

こうしてみると、たしかに「男性不妊治療において、顕微授精の普及は大きな福音」（石川 2011：27–8）ではある。顕微授精の臨床応用がなければ、精巣を切開する精子採取術、中でもＭＤ–ＴＥＳＥのような精巣へのダメージが甚大な手術*3を受ける意義はないからだ。その意味で、顕微授精と精子採取術とは不可分の関係にあるが、さりとて精巣精子が回収できれば、それで安心というわけでもない。石川によれば、「正常男性の射出精子を用いての顕微授精の成績と比べると、かなり落ちる」のが実情であり、「一回の顕微授精で妊娠できる確率は二〇～三〇％」、最終的には「精子を採取できても子供を持てない方が三〇～四〇％」はいるという。「一番の理由は精子の質の悪さ、女性側因子（卵子の質の低下）といったもの」だという（石川 2011：120）が、いずれにしても、顕微授精と精子採取術の組み合わせが万能ではないという点には注意が必要だろう。

2　専門医としての泌尿器科医

以上みてきたように、今日では医療技術の進歩により、無精子症などの重篤な男性不妊の場合でも、子どもをもてる可能性がでてきた。しかし日本には、たとえ治療を受けたくても、ＭＤ–ＴＥＳＥのような難度の高い手術を行える医師が、非常に少ないという現実がある。

「生殖医療専門医」資格を認定している日本生殖医学会によると、二〇二〇年四月現在、同資格を有する医師は八五五人だが、その大半は産婦人科医で、泌尿器科医は六八人しかいない。しかも、その限られた専門医も関東や関西の大都市に集中し、泌尿器科専門医が一人もいない都道府県は二七にものぼる。したがって「日本の多くの不妊治療クリニックでは、男性についても婦人科医が診療しているのが現状」（NHK取材班 2013：121）であり、それによる弊害も生じている。前出の石川は、以下のように述べている。

　歴史的に、不妊治療は婦人科がするものというイメージのまま、婦人科医は男性側因子を全く度外視して、婦人科領域でできる治療で挙児を目指そうとする傾向があります。たしかに体外受精や顕微授精といった高度生殖医療の発達により、妊娠できる確率は増えました。しかし、必要ないかもしれない採卵が婦人科医の独断で行われている現状は、患者さんにとって時に不必要なものかもしれず、そういった意味では不利益につながりかねません。（石川 2011：140）

序章で紹介した東京女性財団の一九九九年調査では、医師（産婦人科医四名、泌尿器科医一名）にもヒアリングを行っているが、それを踏まえ江原は次のように語っている。

　本来不妊治療は、女性と男性が共に通える病院で行われるべきだと考えている医師もいるが、そうした考えを持つ医師や病院はそれほど多くはない。むしろ「不妊は女性の問題」という社会通念を医学によって正当化するかのような考え方、すなわち「男性性《（ママ）》不妊は直す必要がない。精子は一匹いさえすれば、顕微授精できる」とか、「体外受精の場合、子どもができない原因は、ほとんど卵の善し悪しにある」とか、「男性に多少の問題があっても、女性が母となるための努力を積み重ねれば

かならず妊娠できる」などの考え方をする医師が多い。（江原 2000：210）

さらに、石川も二〇一一年の著書で「無精子症や高度乏精子症の場合の治療に関して、婦人科医が間違った情報で患者さんをミスリードしている施設がまだ多くあります」（石川 2011：151）と記している。

しかしながら、素人ならともかく、科学者でもあり専門家でもある医師が、なぜこのような非科学的な考えを口にするのだろうか。これについて石川は言及していないが、その背景には、江原が指摘した「『男の不妊』という問題の存在を覆い隠している社会の構造」（江原 2002：54）があるのではないだろうか。すなわち男性不妊が社会的に隠蔽されてきた結果、男性不妊の医療化も遅れたのではないか、ということである。裏を返せば「不妊は女性の問題」というジェンダー・バイアスが、原因は何であれ、女性身体を対象とする不妊の医療化を推し進めてきたのである。男性不妊は存在しないのだから、男性を治療する必要はない。であるならば、男性不妊の専門医も不要、必然的に婦人科医が不妊治療の主体となる。

ここで「医療化（medicalization）」とは、「非医療的問題が通常は病気あるいは障害という観点から医療問題として定義され処理されるようになる過程」（Conrad & Schneider 1992=2003：1）と定義され、従来は医療の対象ではなかった実践が、医療の管理下に置かれるようになることを意味する*4。したがって医療化とは、ある状態が「異常」「病気」としてみなされるようになる「病気化」や、その治療に際して専門家である医師の管理や占有が強まる「専門化」を伴うものでもある。

序章でみたような男性不妊をめぐる近年の動向は、男性不妊を「病気」と同定し、その検査や治療に泌尿器科医が専門医としてかかわっているという点で、まさに「医療化」といい得る。とりわけ近年、泌尿器科医の活躍はめざましく、前出の石川（2011）以後も岡田弘（2013）や小堀善友（2014, 2015）など、泌尿器科医による一般向けの解説本が、相次ぎ出版されている。また二〇一四年には泌尿器科医らがＮＰＯ法人「男性不妊ドクターズ」を設立し、専門家集団として男性不妊治療の必要性を広く啓蒙・啓発する活動を続けている。

こうした専門医としての活動の果実であろうか、実際、男性不妊のために泌尿器科を受診する男性は増えている。平成二七年度厚生労働省子ども・子育て支援推進調査研究事業『我が国における男性不妊に対する検査・治療に関する調査研究』によると、平成二六年度一年間に、泌尿器科専門医が自施設で診察した男性不妊症患者は七二五三名*5で、前回調査（『平成九年度厚生省心身障害研究・不妊治療の在り方に関する研究』）の同患者数五三六九名を大幅に上回っていた。加えて同医師らは、自施設以外（産婦人科クリニック等）でも月に一五〇〇名弱の患者を診察していた（湯村編 2016：11）。逆に見ればこれは、男性不妊の治療を委ねるため、非常勤でも泌尿器科専門医と連携する婦人科医が増加しているということである。

このように、近年の日本における男性不妊の可視化には、泌尿器科専門医が深く関与していた。彼らの動きは、人口増加を目論む国家や増収増益を目指す医療ビジネスともあいまって、従来の医療システムや子どもを望む夫婦の認識を変容させつつある。男性不妊の医療化は、当該社会に根強い社会通念、すなわち「不妊は女性の問題」を「不妊は夫婦の問題」（石川 2011：156）へと変える大きな一歩になるかもしれない。

3　関連用語の説明

本節では、特に本書の事例にかかわる用語を取り上げ、第4章以降の実証部分の理解につなげるべく簡潔に説明する。ここでの解説は、石川（2011）および竹田恵子による『不妊、当事者の経験』（2018）等を参照しつつ、筆者がまとめたものである。

不妊治療：本書では「不妊治療」をタイミング法や人工授精など、卵子を体外にとり出さないものから、体外受精や顕微授精といった採卵を必要とするものまでを含めた概念として扱う。医学的には前者を「一般不妊治療」、後者を「高度生殖補助医療」と分類したり、行政上では前者を「一般不妊治療」、後者を「特定不妊治療」と分けたりする場合がある。

男性不妊治療：本書では、男性の生殖機能や性機能の障害によって、女性が妊娠に至らないケースを「男性不妊症」と捉えるが、その際、男性身体を対象としてなされる医療を「男性不妊治療」とする。よってその治療法は、漢方薬の処方から外科的手術までと広範にわたるが、必ずしも泌尿器科医が行うとは限らず、現状では婦人科医が行う場合も少なくない。

無精子症：精液の中に精子が見当たらない状態。ただし無精子症には、精巣では精子が造られているのに、その通路がふさがっている「閉塞性」と、精巣の異常である「非閉塞性」の二つがあり、治療法も精子回収率もまったく異なる。前者には「精路再建術」により自然妊娠を試みる方法のほか、前節（**表3**）で示した手技を用いて精子を回収し、顕微授精を経て挙児を目指す方法もあるが、この場合は精巣で精子が造られているため、ほぼ一〇〇％の割合で精子が回収できる（後者については次のMD-TESEを参照）。現代日本では、精子に問題がある男性は一〇人に一人とされるが、中でも無精子症は一〇〇人に一人といわれている。

MD-TESE：非閉塞性無精子症の治療法、Microdissection Testicular Sperm Extraction（顕微鏡下精巣内精子採取術）のこと。日本での通称はMD-TESEだが、世界的にはmicro TESE（マイクロテセ）と呼ぶのが主流。精巣白膜を大きく切開し、手術用顕微鏡を用いて精子の存在する精細管を探索する同手術は、一九九八年にアメリカで開発され二〇〇〇年頃日本にも導入された。ただしMD-TESEを受けても、精巣の中に精子が見つからなければ採取はできず、その精子回収率は、日本では現在三割程度とされる。

乏精子症／高度乏精子症：精子濃度が1500万／mlより低い場合を「乏精子症」、中でも500万／ml以下の場合を「高度乏精子症」という。要するに、精子の数が極めて少ない状態のことだが、それゆえ、高度乏精子症のケースでは、本書のGhさんやMさんの夫のように、精液検査で無精子症と診断される場合も珍しくない。よって、高度乏精子症と診断された場合には、時期を変えて改めて精液検査を行うことも必要である。

精子無力症：精子運動率が四〇％以下の場合を「精子無力症」という。換言すれば、元気な精子が少ない状態ということになるが、乏精子症とともに、諸検査をしても原因不明の場合、決定的な治療法がないというのが実情である。

逆行性射精：射精時に内尿道口が閉鎖不全を起こして、射精反射により出てきた精液が膀胱に逆流してしまう症状。本書のHhさんのように糖尿病を患った人や、前立腺の治療を受けた人に多く見られる。治療には抗うつ薬であるイミプラミンなどを使用するが、内服で改善するのは半数程度といい、場合によっては精巣精子を使用しての顕微授精も検討される。

タイミング法：ホルモン測定などの検査を行い、基礎体温を測って排卵日を予測し、妊娠に最適な時期に性交するよう医学的指導を行うもの。

人工授精／AID：マスターベーションで採取した精液を調節し、子宮内へカテーテルを使って注入して妊娠を試みる方法。日本では特に、提供精子（配偶者以外の男性の精子）を用いて行う人工授精を「AID（Artificial Insemination by Donor）＝非配偶者間人工授精」と呼ぶ。

体外受精：排卵誘発剤を使って排卵した複数の卵子を採取し、シャーレ内で卵子に複数の精子をふりかけるような形で受精させ、培養後、受精卵（胚）を子宮に戻す（胚移植）方法。

顕微授精（ICSI：Intracytoplasmic Sperm Injection）：顕微鏡で見ながら極細のガラス針に精子を一個だけ吸い込み、この針を卵子に刺して、精子を卵子の細胞質の中に注入する方法。精子が一匹でも見つかれば、この顕微授精により妊娠の可能性が得られるため、精子の状態が弱く、受精能力が低い場合に行われる。なお、培養から胚移植までのプロセスは体外受精と同じ（よって両者を併せて、広義の意味での「体外受精」と呼ぶこともある）。

注

＊1　そもそも生殖補助医療については、「疾患の治療よりもむしろ受胎が目的化される傾向」が指摘され、「不妊治療は不妊を治す治療ではないというパラドックスがある」といわれてきた（安田 2012：4）。それゆえ「体外受精は治療といえるのか」（浅井 1996：266）「不妊は病気か」（柘植 1999）といった論点が提出され、不妊の医療化を問題視する議論が展開されてきた。たとえば柘植は、「不妊の医療化は、不妊を『問題』とするという社会的な状況を、個人の身体の問題にすり替えてしまう」と述べ、「不妊を治すべき状態だとして不妊治療を強いるような社会にしてはならない」と主張している（柘植 1999：372）。誤解のないように述べておくと、本書の男性対象者は全員が男性不妊治療の経験者であるが、だからといって本調査は、男性不妊を「病気」と同定したり、不妊治療を推奨する目的で行うものではない。本書の関心は、あくまでも当事者が自身の男性不妊をめぐる経験をいかに語るのかという点にあり、不妊治療の是非を論じる意図はない。

＊2　自費となるのは精管結紮、いわゆる「パイプカット」のケースである。もう子どもはいらないという理由でパイプカットの手術を受けた後に再婚し、再び挙児を希望する男性が精管吻合術を受けた場合の再開通率は八〇～九〇％、自然妊娠率は五〇～六〇％と比較的良好な成績が得られるという（石川 2011：97）。

＊3　MD-TESEの痛みや術後について石川は、「ほとんどの方が『金玉を蹴られた後のような痛み』と表現されます。五～六日くらいは違和感も残るようです。仕事は翌々日からは可能としています。欧米では日帰り手術で

すが、日本では一泊させる施設があります。私の場合は日帰り手術で行っています」と述べている（石川2011：118）。

＊4　たとえば同性愛は、キリスト教圏では長らく宗教的な罪とされてきたが、中世には犯罪と規定され、一九世紀後半には精神疾患とみなされるようになった。つまり同性愛は、脱犯罪化されると同時に医療化されたわけだが、さらに一九六〇年代のゲイ解放運動を経て七〇年代には脱医療化され、もはや病気とはみなされなくなった。P・コンラッドとJ・W・シュナイダーはこの同性愛事例を通じて、科学的とされる「疾病」概念自体が問題を孕んでおり、政治的動向によって変更され得るものであることを示した（Conrad & Schneider 1992=2003）。「医療化」については、多くの論者が批判的に論じてきたが、中でも代表的なのがI・イリイチの『脱病院化社会』（1976=1998）である。同書でイリイチは、医療化によってもたらされる害悪を「医原病」と呼び、臨床的・社会的・文化的観点からマイナス面を指摘したほか、医療専門職が官僚制的な権限を掌握している実態およびその弊害を厳しく批判し、「医療の介入が最小限にとどまるような世界」を理想とした。しかしこうした「脱医療化」を謳う医療批判については、すでに七〇年代から疑義が呈されており、日本でも進藤雄三が「医療費抑制という政策上の要請にからめとられる危険性」を指摘している（進藤 1990）。なお、不妊の医療化への批判については、注1を参照。

＊5　二〇一四年四月一日～二〇一五年三月三一日の一年間に各医師が自施設で診察した新患患者の総数。

第2章　先行研究と本書の位置づけ

本章では、男性不妊の当事者を対象とした人文・社会科学領域の先行研究*1を概観し、本書の位置づけを明らかにする。第1節では、先行研究の成果を「海外」と「日本」に分けて確認する。第2節では、本書の課題を明確にし、リサーチクエスチョンを設定する。第3節では、それらの課題を成し遂げるべく、本書が依拠する理論的枠組みを提示する。

1　男性不妊の当事者を対象とした研究

1．海外の研究

序章第2節でも述べたように、不妊研究における男性の周縁化は海外でも指摘されてきたが、それでも一九九〇年代には男性不妊の当事者を対象とした調査研究が始まっており、日本に比べれば、多くの経験的研究が積み上げられている。

否定的感情としての経験

不妊男性自身の声をいち早く取り上げたものとして、まず注目したいのはM・メイソンによる *Male infertility*（1993）である。自らも男性不妊のパートナーをもつメイソンは三〇名のイギリス人男性にインタビューを行い、「男性自身の不妊経験を公にすること」（Mason 1993 : 6-7）を意図して同書を出版した。彼女によれば、不妊症と診断された男性たちの大半は、恥や怒りや驚愕、他の男たちから「失敗者」とみなされることへの恐怖などを感じており、中にはインタビューの最中に泣き出す男性もいたという（Mason 1993 : 79）。

同様の報告は、カナダ在住の六名の男性にインタビューを行ったR・E・ウェッブとJ・C・ダニルクにおいてもみられる。ここでも対象者は皆、不妊である自己を「無能者」「欠陥品」「負け犬」などと蔑み、男としてのアイデンティティ（masculine identities）を揺るがせていた（Webb & Danilk 1999 : 21）。診断後しばらくは全員が深遠な悲嘆と喪失感に見舞われたものの、やがて時を経て彼らは不妊の意味を再考し、男性性よりも「人間性（humanity）」を重視することでその生き方を再構築していく。加えて彼らには、次のような共通点もあった。第一に、調査への参加は妻の指示に従っていた。第二に、男性不妊にまつわる喪失や痛みを認めるのに長い時間を必要とした。第三に、それまで一度も他の男性とこの経験を共有してこなかった。家族問題セラピストでもあるウェッブらは、こうした点を踏まえて、「男性たちは、実は自身の不妊に関して痛みを経験しているのだが、その苦痛の表出を受け容れてくれるはけ口がないと感じている」（Webb & Danilk 1999 : 22）と述べ、男性が感情を吐き出せる場の必要性を示唆した。

他方、Y・S・カルメリとD・ビレンバウム－カルメリは、自身に不妊原因がある男性とない男性が対象者に混在するなか、両者の経験を比較検討している。男性の不妊治療経験を捉える目的で、カナダとイスラエルの不妊クリニックで参与観察と面接を実施した同研究には三二名の男女が参加したが、その内訳は、カナダ人の夫婦が六組と女性のみが二名、イスラエル人の夫婦が三組と女性のみが一二名であった。そして、その九名の男性対象者のうち四名（カナダ人一名・イスラエル人三名）が、面接中に自らの不妊を告白したのだが、男性たちの間にはクリニック内での強制的な採精など、全員に共通する苦痛がみられる一方で、不妊男性だけが抱える苦難もあり、それらが「支配者としての男性像」や「跡取り息子」といった文脈で語られたことから、「不妊男性の苦難の一部は、伝統的な性役割イメージに起因する」（Carmell & Birenbaum-Carmell 1994：672）と指摘された。

また、デンマークでは一九九五年から一九九八年にかけて、二二組の子どものいないカップルを対象に、不妊や子どもがいないことについての認識や経験の性差を明らかにすべく、聞き取り調査が行われた（Tjørnhøj-Thomsen 2009）。それによると、女性は開放的で感情的、とりわけ家族の幸福に関連した語りをしがちで、男性の語りには、感情面では閉鎖的で沈黙しがち、そもそも生殖への関心が欠落しているといった特徴がみられたという。ただし、自らに原因のある不妊男性は、自分のせいでパートナーが治療対象とされることに罪悪感や葛藤を抱えてもいた。同調査は、「男性不妊は文化的に性的不能や生殖能力の喪失、性機能障害を連想させる。男らしくあることに固執するために、不妊男性はこの密接に絡みあった文化的な連想――生殖能力とセクシュアリティと男性性――に抵抗しようとする」（Tjørnhøj-Thomsen 2009：247）と述べ、不妊男性の「沈黙」と文化的観念の関連性を主張した。

このように一九九〇年代に行われた調査による知見は、一様に男性不妊と診断された男性の自己否定感やジェンダー・アイデンティティの揺らぎを指摘し、それゆえに男性が「沈黙」することを強調する。つまりここでは、序章第2節で述べた「スティグマとしての男性不妊」が、当事者である男性自身の語りを通して実証されているのである。

医療の問題としての経験

ところが近年、必ずしも否定感を表さない、別のタイプの男性像も報告されるようになってきた。たとえばL・A・ペロナンスらは、デンマーク人の不妊男性二五六名への調査を通して、男性因子のみが原因の男性とそうではない男性(女性因子のみ、双方に原因あり、原因不明)の、自身の健康に対する認識を比較し、注目すべき結果を導出した(Peronance et al. 2007)。それによると、前者の方が後者よりも、メンタルヘルスの減少やストレスの増加といった問題に苦しんでいるという結果は示されず、さらに感情的な苦痛は、不妊原因にかかわらず、治療の失敗に伴って増加するので、男性因子のみのグループに過剰に見出されるものではなかったという。またA・T・ミケルソンらは、デンマーク人の不妊男性二一〇名に質問紙調査を実施し、男性不妊が自身の男性性や幸福感に及ぼす影響を尋ねたところ、否定的な影響を認めた人は三割弱で、大多数は悪影響を感じていないと答えたという(Mikkelson et al. 2013)。加えて同調査では、不妊治療に際して男性も女性パートナーと同等の対応を受けたいと願う傾向が見出されており、不妊治療に積極的に参加する当事者としての男性像が示唆されている。

従来とは異なるこうした知見については、調査対象者の大半が、自らの男性不妊も含めてカップルの不妊をオープンにしていたというセレクション・バイアスの影響が指摘されているが、その背景には、デンマーク独自の状況がある。すなわちデンマークは、生殖補助医療による出生率が突出して高い国であり、不妊が社会的に認知されているため、それへの偏見やスティグマも希薄化しているというのである（Wischmann & Thorn 2013：238）。

こうした社会的背景と人々の認識の変化の関連性は非常に興味深い。前出のTjørnhøj-Thomsen（2009）によれば、デンマークで同調査を開始した「一九九五年は、生殖補助医療についての政治的、国民的、倫理的な議論がちょうど始まったばかりだった」（Tjørnhøj-Thomsen 2009：228）というが、それから十年余りで、男性不妊を取り巻く環境も当事者の意識も変化したのだろうか。実際、調査は無記名式とはいえ、二〇〇名を超す数の不妊男性が回答しているということ自体に、男性不妊の医療化の浸透度が窺える。当該社会において男性不妊は、もはや隠すべきスティグマではなく、治療すべき医療の問題になったのだろうか。

この点について示唆に富むのは、序章でも紹介したバーンズの研究である。自らも男性不妊の夫をもつバーンズの目的は、ジェンダーと疾患が社会制度や個々人によって、どのように社会的に構築されるのかを探究することである。彼女は、「男性不妊は、疾患とジェンダーの関係をみる上で、有用な事例研究を提供する」（Barnes 2014：2）という考えのもと、二四組のアメリカ人夫婦――男性不妊の当事者とその妻――および医療専門職にインタビューを行い、その語りデータをC・リッジウェイとS・コレルによる「ジェンダーシステム理論（gender system theory）」[*2]（Ridgeway & Correll 2004）の枠組みを援用して分析した。

そしてその結果から、バーンズは次のような主張をしている。第一に、男性の生殖医療が女性のそれに立ち遅れた結果、女性は不妊治療をめぐってより多くの苦痛を経験するが、それは同時に「女性の問題」としての不妊の構築を継続的に助長してしまう。それゆえ第二に、女性不妊には支援団体が設立されたり、メディアで頻繁に取り上げられたりと、常に社会的視線が注がれるが、他方で男性不妊はその陰に隠され、人々の言説も存在しない。彼女によれば「男性不妊のケースでは、不可視性が、男性と男性性そして男性の権力を守っている」(Barnes 2014 : 160) のである。つまり男性は、不妊という文脈の内側で不可視化されるため、不妊をめぐる社会的なスティグマから保護されるというのだ。

さらにバーンズは、男性対象者の語りに基づき、従前とは異なるタイプの不妊男性像を提示する。それは「不妊としての自己を同定しない男性」であり、「進んで治療プログラムに従いさえすれば、『不妊』というレベルでの苦痛やスティグマを回避できる男性」である。彼女によると、対象者の大半は「不妊を永久的な状態、たとえば『妊娠することができないこと』とか『生物学的な子どもをもてないこと』と定義した」が、その反面、「自身の不妊の原因については、容易に治療することができる一過性の医療的な状態として解釈していた」という (Barnes 2014 : 152)。

別言すれば従来、生殖能力と男性性は相互依存的に語られてきたけれども、彼女がインタビューした男性たちにとって自らの不妊は、自身の男としてのアイデンティティに、さほど影響を及ぼさなかったのである。その理由として彼女は、一九九九年のウェッブらの研究 (Webb & Danilk 1999) に言及しながら、以下のように述べている。

一九八〇年代から一九九〇年代まで、男性不妊に有効な治療法はほとんどなく、不妊は生涯続く経験だった。二〇〇〇年代を迎えた今、男性不妊クリニックでは、多くの男性不妊患者が、その次に起こる悲嘆の段階を遅らせながら、迅速かつ円滑に診断から治療へと移行する。もし治療が機能し、カップルが妊娠に至れば、悲嘆のプロセスは終結する……医療技術の利用は絶望を緩和し、親であることに向かう自然で正常なステップとして知覚される……カップルにとって治療が失敗したときにだけ、不妊男性は悲嘆の段階に移行するのだ。（Barnes 2014：161–2）

このようにバーンズも、当事者の認識の変化に影響を及ぼしているのは不妊治療技術の進歩であると考えている。当該社会に生殖技術が普及した結果、男性たちは自らの不妊をスティグマとしてではなく、医療の問題として捉えるようになったというのだ。では、治療が失敗した後の、悲嘆の段階に移行した男性たちは、自身の不妊をいかに意味づけるのか。残念ながらBarnes（2014）において、この点についての考察は見出せなかった。

タブーから医療へ――インホーンによる中東アラブ社会の男性不妊研究

ここまで、主に欧米の諸研究をみてきたが、もとより、それ以外の地域においても研究は蓄積されている。たとえばB・バルーチらは、既婚無子のイラン人男性を二八名づつ、男性因子不妊群、女性因子不妊群、非不妊群に分けて心理検査を行い、不妊群の抑うつと不安特性の高得点、中でも男性因子群の突出した高得点を見出し、家父長制社会との関連から不妊男性の苦悩や葛藤を論じている（Baluch et al. 1998）。そのほか、南アフリカ・ケープタウン（Dyer et al. 2004）、ジンバブエ（Folkvord et al. 2005）、ルワンダ（Dhont et al. 2010）といった出産促進主義（pro-natalism）社会でも調査が実施されており、当該社会の中でスティグマを貼られた不妊男性が、言葉による侮辱や社会的地位の喪失といった被害を受けていることが報告されている。

こうした、いわゆる「多産社会」における不妊男性の心理や経験を、その社会環境との関連から捉えようとする研究は、さまざまな国や地域で行われてきたが、以下ではそれらの代表として、中東アラブ社会で長年フィールドワークを続けるインホーンの研究をみていきたい。

エジプトやレバノンなどの不妊クリニックを通して対象者を募り、民族誌的調査を積み上げてきたインホーンの研究の特徴はまず、「不妊はいかに社会的に構築され、当事者によって経験されるのかという、ミクロな視点にたつ」（松尾 2013：12）という点にある。その上で彼女は、強固な家父長制社会の中での不妊をめぐる男性の感覚、不妊と共に生きる彼らの経験や治療選択等を、その社会文化的とりわけ宗教的な環境とのかかわりから描き出す＊3。

Inhorn（2004）によると、彼女の当初の関心は中東「女性の」不妊にあったというが、それは *Quest for Conception*（1994）や *Infertility and Patriarchy*（1996）など、初期の民族誌からも明らかだ。そこでインホーンは、中東女性にとっての「子どもをもつ意味」を考察し、それが女性個人の「欲望（desire）」を超えた社会的「命令（mandate）」であること、したがって「母になること」は、個人的にも社会的にも、女性にとって必要不可欠であることなどを指摘している（Inhorn 1996）。

他方で、女性ばかりか中東「男性の」不妊までもが、射程に入ってきた経緯は興味深い。一九九六年、カイロでの初回調査に参加した六六カップルの七〇％が男性不妊に悩んでおり、その大多数は夫の不妊が単一原因であったが、その内の約四〇％が夫婦共に調査に参加したという（Inhorn 2004）。つまり彼女は期せずして、男性不妊とその治療に関するデータを獲得し、研究を積み上げてきたのだ（Inhorn 2002, 2003, 2004, 2006b, 2009, 2012）。

インホーンの精力的なフィールドワークは数々の成果を挙げているが、特に示唆的なのは生殖医療が普及した結果、男性不妊をタブー視する家族観に変化が生じたという点だ。すなわち男性不妊は医学的な状態であり、生殖技術によって治療可能なものとなったのである。ただしその変化は、逆説的に、新たなモラルと結婚のジレンマを創出してもいる。顕微授精に代表される男性不妊治療技術の成功の鍵は、卵子の鮮度にあるとされているため、エジプトの低所得者層の間では、卵子の老化が著しい長年連れ添った妻との離婚や、若い第二夫人を迎えるといったことが、現実に起きている（Inhorn 1996, 2004）。また近年、エジプトやレバノンの中間層の間では妻への愛情や父親願望を理由に、不妊検査や治療を積極的に受ける男性や、提供配偶子による治療を選択する夫婦も存在し、中には結果的に子に恵まれなくとも離婚はせず、夫婦二人の生活を選ぶ男性も現れている（Inhorn 2006b, 2012）。中東アラブ社会では、伝統的に男性不妊は男性性を傷つけタブーとされてきたが、生殖技術を利用して子をもつことに価値をおく新たな男性性の登場を、インホーンは描出したのである。

2. 日本の研究

序章でも述べたように、日本は「世界一の不妊治療大国」といわれながら、いまだに不妊ないし不妊治療を否定視する風潮が根強い。とりわけ男性不妊にスティグマを付与する傾向は否めず、男性を対象とした調査研究が極めて少ないのも、そのことに起因するとされている（西村 2004）。

そうしたなか看護学領域では、患者である女性とその夫を対象に、治療に関する性差を捉えようとする研究が散見される（高橋ほか 1999；新津ほか 2001；西村 2004）が、そこに登場する「男性」は「治療を受ける女性のパートナー」として位置づけられ、男性不妊への言及は慎重に控えられている。また社会学・心理学領域でも、対象となるのはもっぱら女性であり、たとえインタビュー調査に夫が同席しても、「原因がどうであれ治療を受ける者の多くは女性」（白井 2007；安田 2012）という理由で、男性の声は排除されがちである＊4。

さらに量的調査の場合、たとえば二〇〇三年に白井千晶が行った質問紙調査のように、調査者側が「不妊経験のある方」と性別や治療経験の有無を問わずに回答者を募集しても、参加した三六六名中、女性が九八・一％に対し男性は一・九％にとどまる（白井 2007：27）など、そもそも男性に参加を促すこと自体が難しく、不均衡なサンプリングになってしまうという現実がある。よって「男性を含んでいるが、分析に耐える人数ではないため、考察対象を女性に限定する」（白井 2007：26）という状況になってしまうのも、やむを得ないことなのである。

それでは、日本で行われた当事者としての不妊男性を対象とした実証研究にはいかなるものがあるのか。管見の限りでは、以下の三つが挙げられる。

一つ目は、序章でも紹介した一九九九年に東京女性財団が行った「不妊経験者へのヒアリング調査」である。前述したように、同調査には一二名の男性が参加しているが、その内の何名が男性不妊の当事者であるかは不明である（東京女性財団 2000）。ただし同調査には既述したように、江原ら社会学者が携わっており、経験者の語りを基に不妊治療と社会のかかわりを考察している。すでに何度か引用したように、その考察には、不妊とジェンダーの関連性や当事者に苦難をもたらす社会構造などへの言及があり、本書でも引き継いでいきたい論点を与えてくれるものである（江原 2000）。

二つ目は、山口典子らが、無精子症と診断された男性たちの語りを通して、その診断時の思いを明らかにした研究である。山口ほか（2016）は、二〇一三年から二〇一五年にかけてMD-TESEないしTESEを受ける予定の男性一九名に半構造化面接を行い、その語りを分析して、以下のカテゴリーを抽出した。すなわち「予想外の結果に衝撃を受ける」「自分には精子がいないという現実がわかる」「もう普通の男とは違うから、子どもをあきらめなくてはならない」「無精子症の診断は現実味がない」「自分のせいで妻や家族に申し訳ない」の五つである。そして、この結果を踏まえて山口らは、無精子症患者は「自己の男性としての価値観への疑念を持ちながらも、何としてでも自分のこどもを授かりたいという思いを抱いている」と述べ、男性不妊患者への支援にはそうした思いもくみ取った上で、『男性』という特性に配慮していく必要がある」と主張している（山口ほか 2016：56）。

三つ目は、平成二七年度の厚生労働省子ども・子育て支援推進調査研究事業に採択された、泌尿器科専門医の湯村寧を研究代表とする「我が国における男性不妊に対する検査・治療に関する調査研究」である。男性不妊診療の現状把握を目的として行われた同調査では、不妊治療に携わる泌尿器科医（四七名中三九名が回答）、婦人科医（五九五名中七四名が回答）、看護師（一三三名中七四名が回答）、および当事者（三三三名が回答）に対して大規模なアンケート調査が実施されたが、これは本邦初の試みということであり、それだけに得られたデータには稀少性がある。中でも本書と関連が深いのは当事者調査だが、注目すべきは男性一四〇名、女性一九三名という回答者数である。従来「不妊をめぐる言説のなかで男性の姿はあまりに見えてこない」（田中 2004：193）と指摘されてきた日本において一四〇名という不妊男性の数は、その存在を顕在化させるに足る初めての値といえる（実施期間は二〇一六年一月一五日〜二月一四日）。

具体的には、不妊治療中／治療経験のある男女、もしくは不妊かもしれないと不安を抱えている男性本人を対象として、無記名式のウェブアンケート調査が実施されたが、その告知・周知は不妊の自助グループや不妊情報サイト等を通じて行われた。なお、対象者を男女としたのは、「男性にしぼると回答数が少なくなると考えられたため」であり、「女性回答者にはパートナーについての回答」を求めたという（湯村編 2016：105）。

アンケートの回答から本書にかかわる知見を取り上げると、まずは「精液検査の有無」について、三三三名中二九七名（八九％）が「受けた」と、三五名が「受けたことがない」と答えたが、後者の中には「どの病院に行けばいいのか」「パートナーとうまく相談できない」「病院で採精できるか不安」といった男性の声や、女性からは「夫が検査を受けてくれないとする嘆きもあった」という。また最初の精液検査は男性の七二％、女性の八一％が「産科・婦人科」と答えており、「泌尿器科」は男性二一％、女性一〇％であったが、「その他」と答えた人も計二三名いて、その大半は「不妊専門クリニック」「生殖医療専門病院」と記入していた。なお、いずれの科でもその時期については、半数近くが「女性の検査が終わってから」と回答し、産科・婦人科群では残りの半数が「女性の検査と同時期」と答えていた。さらに「泌尿器科受診の有無と治療内容」については、男性の六〇％、女性の五〇％が受診有と答えたが、それを精液所見別に分類すると、「精子がゼロかそれに近い」群が六九名と最多で、次が「体外受精・顕微授精適応」群の五一名だった。加えて自由記述欄には、女性に対する治療に比べ、男性不妊に関する専門家および情報が少ないこと、それゆえ周囲の理解が少ないばかりか男性自身の自覚も少ないこと、また高額な治療費への不満などが記されていたという。湯村らはこうした調査結果を踏まえて、今後も「当事者の生の声、要望等を集めていくことが重要である」とまとめている（湯村編 2016：109–27）。

2　批判的検討と課題の設定

1．先行研究の批判的検討

ここまで、男性不妊の当事者を対象とした先行研究を概観してきたが、まずもって指摘しておきたいのは、日本における当該研究の圧倒的な不足である。序章でもみたように、不妊男性のサンプリングは各国に共通する難題ではあるが、中でも日本の状況は突出している。このことは、繰り返しになるが、不妊に対する日本社会のジェンダー・バイアスを、研究者自身も内面化していることの現れではないだろうか。

しかし、これは看過できない問題である。なぜなら、冒頭でも述べたように「不妊で悩む本邦のカップルの三〇～五〇％は男性側にも原因がある」（湯村編 2016：10）といわれる一方で、「夫の『男性不妊』に関する理解の低さから、苦しみを抱える女性たちの姿」（ＮＨＫ取材班 2013：125）が現に存在するからである。このまま男性不妊の当事者を対象化しなければ、いつまでたっても日本では、「男性たちの不妊に関する経験は、社会的に共有されない」（江原 2000：209）ということになってしまう。つまり、結果として「不妊は女性の問題」というジェンダー・バイアスが再生産され続けてしまうのだ。

こうした日本の状況を鑑みれば、先行研究の意義はまず、従来その存在自体が覆い隠されていた不妊男性に光をあて、彼ら自身の声を引き出した点にある。そしてその声を通じて、男性が抱える苦痛や葛藤を明らかにし、男性には「男性」という特性に配慮した支援が必要であることを提示した点は、大きな功績といえる。また、生殖医療技術の急速な発展のもと、社会・文化・時代が異なれば、男性不妊に対する認識や意味づけも変わり得ることが、先行研究によって示唆された点も重要である。だからこそ、現代の日本社会においても、男性不妊の当事者を対象とした研究が求められるのである。しかし本書の問題意識からすると、先行研究には以下のような不足点を指摘することができる。

第一は、当事者による男性不妊の経験と意味づけへの関心の不足である。たしかに先行研究においては、男性不妊である自己を蔑む声や治療に向かう態度といった不妊男性の言動が示され、それらから男性不妊に対する彼らの意味づけを垣間見ることはできる（e.g. Mason 1993 ; Carmell & Birenbaum-Carmell 1994 ; Dyer et al. 2004 ; 山口ほか 2016）。だが、調査時すでに全員が（五名は養子縁組、一名はＡＩＤで）父親となり回顧的に不妊を意味づけていたWebb & Danilk (1999) や、インホーンの一連の民族誌を除くと、既存の研究は不妊男性の断片的な心理状態や行動の描写にとどまり、その人生における男性不妊の意味や経験を通した認識の変化などへの関心は低い。

さらに、その多くが医療の場をフィールドとしているため、「不妊症患者」として分節化された男性の不妊経験のみを照射するきらいもある。度々言及してきたBarnes (2014) も、全米八州の夫婦二四組に語りを聴きながら、ジェンダーと疾患の関係に照準するあまり、日常生活における彼らの不妊経験には、ほとんど注目していない。しかし、不妊女性を対象とした諸研究は、「不妊という問題は医療領域のみならず生活領域の問題である」（白井 2007 : 25）と指摘する。とりわけ日本では、不妊女性の悩みが「子どもがいないと地域社会に入れない」「マイノリティである」など、人間関係・社会関係のなかで生起することが実証されている（白井 2007 ; 柘植 2012 ; 安田 2012など）。であるならば当然、男性の日常生活における不妊経験も検討される必要がある。なぜならその性差を捉えることが、日本社会における男性不妊の位置づけを考察する上で、大きな手がかりとなるからである。男性も女性と同じように、子どもがいないことで、何らかの苦難や不利益を被っているのだろうか。すなわち、日常生活における不妊男性の実情を把握するためにも、子どもがいないことをめぐる当事者の認識や意味づけに注目することが重要なのである。

第二は、不妊治療における男性身体への着眼の欠如である。不妊治療に関しては、男性不妊の場合でも「男性への医療介入は精液もしくは精巣から精子を採取することに尽きるため、一連の作業過程のほとんどが女性を対象とし、身体に侵襲的なものである」（柘植 2012：116）と、女性身体への侵襲性が指摘されてきた。ここで「侵襲」とは『看護・医学事典』によれば、「生体に対して害を与えること、或いはその可能性が高いことを意味する言葉」（井部ほか 2015：500）と定義される。であるならば、女性身体は検査から施術まで常に侵襲されていることとなり、そこに批判の矛先が向けられるのはもっともである。

しかしながら他方、従来の議論において男性身体が等閑視されていた点は否めない。既述したように、近年はMD-TESEをはじめとして無精子症に有効な術式が確立し、「高度で侵襲性の高い治療」（山口ほか 2016：50）を受ける男性も増えている。国もそうした手術に助成制度を設け、奨励策を講じている。すなわち、近年の男性不妊の医療化は、治療の場における男性身体の意味を変容させ、既存のジェンダーや社会システムにも影響を及ぼしている可能性が高い。先行する海外でも、侵襲的な精子採取術の経験と男性の身体やアイデンティティとの関係については看過されていると指摘されており（Wischmann & Thorn 2013）、その点においても、不妊治療と男性身体との関係を問う視点は重要である。

かつて荻野美穂は「男の身体をめぐる言説」をレヴューし、「男の性や身体についてのこれまでの議論は、多くは男にとっては勃起と射精こそが性のアルファでありオメガであるとし、『孕ませる能力』を持つことを暗黙の前提としながらも、生殖は男には『他人事』であるとするものであった」（荻野 1999：222）とまとめている。それから二〇年を経た今、子どもをもつために精巣を切開するという行為選択を、当の男性たちはどのように意味づけ、また実際、その手術をいかに経験するのか。つまり、今日必要とされているのは、男性への医療介入を「精子採取に尽きる」と切り捨てることではなく、当事者の視点にたって当該手術をめぐる身体経験を明らかにすることなのである。

　第三は、不妊男性のパートナーである女性の、男性不妊をめぐる経験や意味についての考察の不足である。前節でみたように、不妊男性に対する調査にはカップル参加型が少なくないが、女性のデータは男性のそれを補足したり、不妊治療への意識や態度の性差を実証するために用いられがちである（e.g. Carmell & Birenbaum-Carmell 1994；Tjørnhøj-Thomsen 2009；Barnes 2014）。もとより、そうした扱いに異論はないが、他方で女性自身がパートナーの男性不妊をいかに経験するのかといった視点も必要であろう。繰り返しになるが、たとえ男性因子のみの不妊でも、多くの場合に女性が治療対象となることから、パートナーの不妊は女性の身体や生き方に不可避的に影響を及ぼす。前述した白井による二〇〇三年の質問紙調査（N=366，女性 九八・一%：男性一・九%）によれば、男性不妊が主因でも女性の九割が「自分を不妊だと思う／思っていた」と答えたという。このことから白井は、「女性は、医学的には男性不妊で『不妊の責任』を免れていても、治療の対象になること、子どもを産まない女性に対するジェンダー的な問題からは免れていない」（白井 2007：32-3）と指摘している。

　この白井のように、不妊女性を対象とする諸研究のなかには、男性不妊を主因とする女性を含むものも少なくない（e.g. Miall 1986；Riessman 2000；竹家 2008；柘植 2012；安田 2012）が、女性の被る苦痛が多層的で複雑なため男性不妊は後景化し、それゆえに惹起される女性の経験や意味づけについての議論は不十分である。

第四は、男性不妊の開示状況や情報操作に関する実証研究の不足である。先行研究は、男性不妊特有のスティグマが、その不可視性ゆえに生起すること、そして同時にそれが、不妊男性の「沈黙」を可能にすることを指摘してきた（e.g. Lloyd 1996；江原 2000；田中 2004；Barnes 2014）。しかし実際、彼らが日常生活のなかで、いかにして自身の不妊に関する情報を管理・操作しているのか、換言すれば、いかにして不妊である自己を他者に呈示しているのかについては、実証的に明らかにされているとはいいがたい。

序章でもみたように近年、日本では著名人による開示や助成制度の施行など、社会的には男性不妊を可視化させる動きが見て取れ、こうした動向が当事者の自己呈示に何らかの影響を及ぼしている可能性も否定できない。だとすれば、日本において今必要なのは、男性不妊をめぐる近年の状況を踏まえての新たな知見、すなわち男性不妊の開示や情報操作に関する当事者の実践を明らかにすることではないだろうか。

さらに、こうした当事者による男性不妊の開示や情報操作の実践を分析する試みは、従来軽視されがちであった「不妊当事者の夫婦関係や人間関係」（白井 2007）に焦点をあてることでもある。加えて、そうした個人や夫婦に立脚するミクロな視点からの分析は、男性不妊の社会的な位置づけを考察する上でも必要不可欠な作業といえよう。別言すれば、本書の取り組みは、当事者によるミクロな経験の意味づけを、マクロな社会構造に接合する試みとして捉えられるのである。

2．研究課題とリサーチクエスチョン

以上の先行研究の批判的検討から、本書では次の四つを課題として設定する。第一は、当事者としての男性自身による男性不妊の経験や意味づけを考察することである。第二は、不妊治療における男性身体の意味づけを検討することである。第三は、不妊男性のパートナーとしての女性の、男性不妊をめぐる経験や意味づけを考察することである。そして第四は、男性不妊の開示や情報操作についての当事者の実践を明らかにすることである。本書ではこれらの課題に基づき実証研究を進めていくが、この課題形態のままでは語りの分析が難しい。そこで以下では、より具体的な問いの形でリサーチクエスチョンを設定するが、その前に、ここで改めて本書の研究目的を確認しておきたい。

本書の目的は、男性不妊をめぐる当事者の経験を、不妊症と診断された男性ないしその妻の語りを通して明らかにし、その上で、今日の日本社会における男性不妊の位置づけを考察することである。以下に、この目的を成し遂げるためのリサーチクエスチョンを提示する。

1　男性不妊症と診断された男性は、自身の不妊をどのように経験するのか。またその経験を通じて、自己や不妊にかかわる認識ないし意味づけを、いかに変化させるのだろうか。

2　不妊治療の場において、男性身体はどのように意味づけられるのか。とりわけ「精巣内精子採取術」といった、精巣切開を余儀なくされる侵襲的な手術を、当事者はどのように選択し、受け容れ、身体経験として捉えるのだろうか。

3　男性不妊の夫をもつ女性は、夫の不妊とどう向き合うのか。またその過程でいかなる困難や葛

藤を抱え、いかにしてそれらに対処するのだろうか。

4　夫の男性不妊に関する情報は、夫婦間でいかに開示されているのか。またそれを共有した夫ないし妻は、いかにしてその情報を管理・操作しているのか。

3　理論的視座

本書は、不妊男性とそのパートナーである女性を「男性不妊をめぐる当事者」とみなし、彼／彼女の主観的意味世界と、それを取り巻く医療や家族、周囲の人間関係といった社会との相互作用に着眼していく点で、基本的には社会的相互作用論、および構築主義的な視点に立脚している*5。その上で、どのような視点から当事者の経験にアプローチするのか、以下、本書の認識枠組みを説明する。

1．身体をどうみるか

物質としての身体

前節でみたように、先行研究の批判的検討からたどり着いた本書の課題は、いずれも当事者の身体的・日常的領域における、男性不妊をめぐる経験や実践を分析することである。そこでまず、本書が「身体」をどのようにみていくのか、という点について述べておく。

周知のように、社会学領域で「身体」を明確に主題化した最初の人はB・S・ターナーである。ターナーの身体社会学は、「フーコーの哲学の応用である」（Turner 1984=1999：36）と彼自身が語っているように、唯物論的かつ歴史的に身体を考察したM・フーコーの立場を継承している。すなわちターナーは、身体は文化的・社会的に構成されるものだという視点にたち、よって身体に生起する欲望や性差、病気や疾患なども社会的構成概念であると主張する（Turner 1984=1999）。ただし「身体を言説の結果と考える構造主義の分析は、肉体の現象を無視している」（Turner 1984=1999：261-2）と語るなど、フーコーや構造主義にみられる言説還元主義や文化相対主義に対しては、批判の矛先を向けもする。ゆえにターナーの議論には、「自分でじかに感覚的に経験する肉体」（Turner 1984=1999：262）の重要性を強調するといった、経験的研究を評価する姿勢が読み取れる*6。

日本では荻野が、同じように「生身のからだ、物質的な肉体」（荻野 2002：4）へのこだわりを表明している。J・W・スコットの『ジェンダーと歴史学』（1988=1992）の邦訳者でもある荻野は、スコットやJ・バトラーらポストモダンあるいはポスト構造主義フェミニズムの身体論を評価しつつも、それに対する疑義や違和感を隠さない。たとえば「ジェンダーとは、肉体的差異に意味を付与する知なのである」（Scott 1988=1992：16）という定式化のもと、「性差とは、そこから第一義的に社会的組織化を導き出すことのできる始源的根拠などではない。むしろそれ自体が説明を必要とする一つの可変的な社会的組織なのである」（Scott 1988=1992：17）と主張したスコットに対しては、次のような疑義を呈する。

では、私たちが性差や肉体を見る見方を規定する知は、ある特定の歴史的文化的文脈においてどのように形成され、その知との相関において私たちはどのように性差を意味づけられた身体を生きているのか。残念ながらスコット自身からは、こうした問いに対する答えを得ることはできない。（荻

野 2002：16)

さらに『ジェンダー・トラブル』(Butler 1990=2018) において、ジェンダーの言語的構築性を徹底して主張したバトラーに対しては、「苛立った読者からくり返し突きつけられる『じゃあ、生身のからだはどうなるのか？』という問いに答えるべく書いた」(荻野 2002：18) とされる *Bodies That Matter* (Butler 1993) を引きながら、論を展開する。

たとえば夜道を一人で歩くときの恐怖や、望まない妊娠をしてしまったと知ったときの絶望感のような、きわめて現実的で痛切な女たちの「生きられた身体の経験」からすれば、バトラーの身体論は依然として高踏的なよそよそしいものに感じられ、肩すかしをくったという印象をもつ読者は少なくないだろう。この距離感は、バトラーがたんに思弁的で難解な議論を駆使する哲学者であるためだけではなく、彼女があくまでもゲイ・レズビアン運動、あるいはクィアの活動家という政治的立場性において、強制的二元的異性愛体制という規範の暴力を告発しようとしてきたことと無関係ではあるまい。(荻野 2002：20)

このように荻野はバトラーの政治的立場性に理解を示しつつも、「バトラーの身体論にはもうひとつの点で疑問が残る」といい、「身体の実体化における言語による物質への規定性」と「言語の圧倒的優位性」を問題化するべく問いをたてる。「私たちはどのようにすれば物質としての生身のからだ、私たちの存在の肉体性を等閑に付すことなく、ジェンダー化された身体の構築について考えていくことができるのだろうか」(荻野 2002：21-2) と[*7]。

ここで荻野が手がかりとして挙げるのは、加藤秀一の議論である。「物質としての身体、あるいは身体の物質性」（加藤 2001：165）をテーマとするこの論考は、本書にとっても導きの糸となるため、以下で簡潔にみておきたい。

まず加藤は、人文科学的領域における客体と観念との関係を取り上げ、両者の相互作用に注目する。一例として「女性難民」という観念を挙げ、そのカテゴリーの発明によって初めて（客体としての）女性難民が支援される可能性に触れる。加藤によれば、その「客体と観念との相互作用を可能にする装置」が「身体」なのであり、身体は「客体であると同時に客体についての観念を我がものとする主体でもある」という点で、他の客体とは異なる。すなわち、身体とは「あくまでも物質＝客体でありながら、同時にそれ自身ですでに社会的な作用に開かれた主体でもある」（加藤 2001：167–8）という。

次に、加藤は「身体の社会的構築」に迫るためフーコーを参照する。加藤によれば「観念としての〈性《セクス》〉が社会過程を通じて物質としての身体に環流してゆくその仕方を解明することがめざされているからこそ、フーコーの仕事は〈身体の社会的構築〉という概念にとって範例的な意義をもつことになった」（加藤 2001：171）という。つまり身体とは「言説的に構築された性なるものの機能を重要な梃子として物質的に構築される物質そのもの」（加藤 2001：172）なのである。もしくは「さまざまな性質の総和、諸活動の把捉しがたく動きつづける連鎖だけが現実の、〈物質的〉なものとしての身体」であり、「それに先立つ『身体そのもの』とは抽象観念でしかない」（加藤 2001：181）のである。

このような加藤の議論を、荻野は「彼自身も認めるようにバトラーの立場と近いものであるが、つねに身体の物質性を見失うまいとしつつ議論が組み立てられている」（荻野 2002：23）と評価する。すなわち荻野にとって「身体の物質性」は、どうしても外せない議論の柱なのだ。したがって荻野の課題は、以下のようになる。

物質ないし有機体としての規定性を見失うことなく、しかも社会的、文化的に構築されるものとしての身体を理解可能にするような記述を模索していくこと、それが身体を論じるときに私たちに求められている作業なのである。（荻野 2002：28）

本書もまた、この荻野の言葉を指針として、男性不妊をめぐる当事者の「生きられた身体の経験」を描いていく。なぜなら「不妊」とは、まさに「ジェンダー化された身体」すなわち「〈女〉および〈男〉という性の違いが所与の大前提として設定された文化の中で、それにそって訓育され、立ち上げられ、生きられていく身体」（荻野 2002：i）にこそ立ち現れる現象と考えられるからだ。さらに荻野は、自身の立場性についても語っている。

二元的異性愛体制を自明視することの持つ暴力性というバトラーの批判にも、耳の痛いものがある。それでも異性愛体制下の〈女〉の身体にこだわるのは、それが私にとっての立場性だからであり、生きられた身体の経験を参照することなく、あるいは参照しているにもかかわらずそれを自覚することなく、抽象的で客観的な立場から身体を論じうるかのようには、ふるまいたくないと考えるからである。（荻野 2002：29-30）

筆者の立場もこの荻野の言明に極めて近い。よって本書でも、異性愛体制下の〈女〉ないし〈男〉の身体に焦点をあて、当事者の生きられた身体の経験に寄り添いつつ、不妊ないし不妊治療をめぐる男性／女性と身体の関係を考察していきたい。

ジェンダー化された身体

さて前述した加藤によれば、「バトラーの議論は極めて抽象的な水準で展開されている」が、それは「社会学的な水準で〈身体の物質性〉を把捉しようとしてきた本稿の試みと、見かけほどかけ離れているわけではない」（加藤 2001：181）ということであった。また、本書が序章から度々引用してきた江原（2002）の議論は、バトラーの身体観に依拠しながら、くしくも荻野（2002）と同じ「ジェンダー化された身体」という言葉を用いている。したがって、ここでバトラーおよび江原の議論をみておくことは重要であろう。

江原は人工妊娠中絶をめぐる「女性の自己決定権」を組上に載せ、「女性の身体が男性とはまったく異なる社会的な位置に置かれている」、すなわち「言説の中にジェンダーが含まれていて、女性の身体を特定の形に構築している」（江原 2002：62）と主張し、その論拠としてバトラーの『ジェンダー・トラブル』（1990=2018）の議論を挙げる。

バトラーは、リベラルな法体系の問題を例にしながら、法の言説はたんに表象しているにすぎないと言っているものを、じつは生産しているのだ、と言います。ある言説、たとえば「人間主体」という言説は、あたかもその言葉以前に「人間主体」というものがあるかのように振る舞う。何かを指し示す言葉というのは、必ず「指し示すだけだ」という身振りをする。そうしないと、自分の言っていることの客観的な根拠が保てないから……たとえば法は「法の前に存在する主体」という概念を生み出し、その後「法の前に存在する主体」自体を法の言葉自体が生み出したことを隠蔽する。法が指し示すからあたかもそれがもともとあるかのように見えるが、実はその発話行為自体が名指しつつ構築している。しかも法が機能するには、たんに現実を指し示しているだけであるかのように振る舞う必要があるので、構築していることは隠蔽される。（江原 2002：58）

原典の『ジェンダー・トラブル』では、バトラーが「権力の法システムはまず主体を生産し、のちに表象する」としたFoucault（1978=1986）を引きつつ、以下のように述べる。

法的主体というのは、ひとたび政治の法構造が確立されれば、そのとたんに「見え」なくなる排除の実践によってつねに生み出される……主体を政治的に構築するときの目標は、正当化と排除であり、またこの政治操作は、その政治操作の基盤が法構造にあるとみなす政治分析によって、結果的に隠蔽され、自然なものとされてしまう……実際、法は「法のまえに存在する主体」という概念を生みだし、そののちそれを隠蔽するが、その目的は、言説による形成物であるにもかかわらず、それがすべての基盤をなすきわめて自然な前提として、そして次には、法の規制的な支配を正当化するものとして、引きあいにだすためである。（Butler 1990=2018：21）

江原は、こうした政治操作の例として妊娠を取り上げ、「妊娠した女性の身体を指し示しながら、妊娠を女性の問題として、さまざまな文脈やそれにいたるまでの男性の関与を捨象して、描き出す言説がある」（江原 2002：59）と指摘する。

女性の自己決定権と胎児の生命権の対立として事態を描き出す言説がある。そうしたことは、妊娠した女性の身体を指し示すことによって、正当化されている……でも実のところそうではなくて、逆なのです。バトラーの見方によれば、そうした言説自体が、妊娠という身体に関わる事態を構築している……つまり、さまざまな文脈や男性の関与から切断された妊娠という出来事の見方を作り、そうした見方が「妊娠した女性の身体」の認識をも規定している。（江原 2002：59）

こうした見方によって「妊娠した女性の身体」が孤立させられると、「女性が胎児を虐殺しているかのようなストーリーが描かれ」、「選択的中絶をしているのは女だ、ということにもなる」が、しかし「選択的中絶をさせているのは女だけではない」と、江原は強調する。その選択に至る過程には「夫の意思」や「周囲の人々の感情」が入り込んでいて、夫や親を不幸にしたくないという「慮りの構造のなかで女性が選択を強いられている」、別言すれば「女性の身体は女性だけのものではなく、周囲の人々の幸と不幸の原因であるかのように扱われている」（江原 2002：59–60）。すなわち江原は、「こうしたことが『身体がジェンダー化』されているという事態だ」（江原 2002：57）と主張するのである。

こうしてみると「ジェンダー化された身体」とは、権力と密接に絡みあう身体だということがわかる。しかも、その権力を行使される身体は、江原の議論に従えば、もっぱら女性の身体に偏っているといえるのではないだろうか。

政治的身体

そのような身体を「政治的身体」と呼ぶのは、N・シェパー＝ヒューズとM・ロックである。彼女らによれば「身体」という概念は、以下の三つに分類できる（Scheper-Hughes & Lock 1987）。

一つ目は「個人的身体（individual body-self）」である。これは他者の身体と区別される実体としての身体をいい、「現象的に経験される、私の」身体感覚を指す*8。その意味では、前述した荻野がこだわる「生きられた身体の経験」に通ずる身体観でもある。

二つ目は「社会的身体（social body）」である。これは自然や社会、文化といった人間を取り巻く空間の象徴的媒体としての身体を指し、たとえばM・モースが『身体技法』（1968=1976）で、M・ダグラスが『象徴としての身体』（1970=1983）で取り上げた「身体」に近い概念である*9。

そして三つ目が、管理や統制の矛先となる「政治的身体（body politic）」である。身体に働きかける権力を、国家が行使する軍事的・政治的権力と区別して「生－権力」と呼んだのはフーコーであったが、この「政治的身体」にも、彼の視点は受け継がれている*10。とりわけ、彼女たちが政治的身体の一つとみなし「医療的身体（medical bodies）」と名づけた、医療化の対象とされる身体には「生－権力」に絡めとられていく身体が含意されている（Lock & Scheper-Hughes 1996：61-4）。

もっとも、この「医療的身体」という概念は、Scheper-Hughes & Lock（1987）が独自に考案したものではない。ターナーの *The Body and Society*（1984=1999、邦題は『身体と文化』）と並ぶ身体社会学の初期の代表的著作、*Five Bodies*（1985=1992、邦題は『語りあう身体』）において、J・オニールがいち早く提示した概念である。同書でオニールは、「世界の身体（world's body）」「社会的身体（social bodies）」「ボディ・ポリティック（body politic）」「消費者身体（consumer bodies）」「医療化された身体（medical bodies）」という五つの次元から身体を論じたが、中でも「ボディ・ポリティック」と「医療化された身体」については、フーコーの議論を引きながら以下のように考察する。

すなわち「医療化された身体を産出しそれに奉仕するバイオテクノロジーは」、「治療的支配体制の機関と化し、従来のどんな社会的・政治的支配形態よりも強力にボディ・ポリティックを掌握することになる」(O'Neill 1985=1992：207-8)と。それゆえオニールは、「個人を自発的な隷属のなかに解き放つ身体化した社会経済的・社会政治的過程の過剰な決定を明らかにする」べく、われわれは「ボディ・ポリティックのミクロ的な過程を研究しなければならない」と説くのである(O'Neill 1985=1992：210)。

以上ここまで、人文・社会科学領域における身体をめぐる議論をみてきた*11。ここでの知見を簡潔にまとめるなら、次のようになる。身体とは、第一に、物質=客体であると同時に主体でもある。それゆえ第二に、社会や文化との相互作用を通じて不断に構築される存在である。そして第三に、権力が行使される場としての、ジェンダー化された存在である。つまり身体とは、すぐれて多元的なものなのだ。

そこで本書では、そうした身体を多元的にみる立場から、現代日本における「男性不妊の身体」を考察していく。先述したように本書では、当事者によるミクロな経験の意味づけを、家族や医療といった個人を取り巻く環境との相互作用の視点から解釈した後、マクロな社会構造に接合することを試みる。したがって本書ではまず、当事者の「生きられた身体の経験」に照準し、個々人が周囲とのかかわりにおいて感受する身体経験*12を理解する。そしてその後、今度はそれらを起点として、当該社会が規定する「男性不妊」なるものを見つめ直し、社会的・文化的に構築される男性不妊の身体性を、ジェンダーの視点から検討していく*13。

2. 分析概念としての「男性性」

ここまで、主に「身体」に対する視座をみてきたが、本項では男性不妊という現象を論じる上で、多くの先行研究が援用する鍵概念としての「男性性」について敷衍する。

男性性とは何か

多賀太によると、「『男性性』とは、英語のmasculinityの訳語であり、あえて言い換えるならば『男としてのあり方』というような意味である」。ただしそれは、必ずしも「男らしさ」と同義であるとは限らない。「男らしさ」という日本語には、「『男にとってふさわしい』という意味での肯定的なニュアンスがつきまとう」が、「男性性の社会学（sociology of masculinity）と呼ばれる研究領域では、masculinityを分析概念として、すなわち、良い悪いといった価値判断を含めず、価値中立的に、文脈に応じてさまざまな具体的内容を指して用いる」ので、「男性性」が適訳であるという（多賀 2016：37）。

S・M・ホワイトヘッドとF・J・バレットは、男性性の社会学を「男性の行為や価値、ものの見方などに対する批判的研究であり、ソェミニズム理論から知識を得、その一部に位置づけられる分野である」（Whitehead & Barrett 2001：14）と定義する。彼らの定義に「フェミニズム理論からの継承」を読み取る田中（2009）は、彼らや多賀（2001）の議論も踏まえつつ、男性性の社会学を「男性学」*14と言い換えて、男性性について以下のように論じる。

フェミニズム／ジェンダー研究によって練り上げられてきた理論、とりわけジェンダー概念に依拠している男性学では、男性を普遍的主体や人間一般としてではなく、「ジェンダー化された存在」として男性性との関連から捉えることになる。すなわち男性性とは「特定の文化的・組織的状況で男性と結び付けて想定される振る舞い、言葉遣い、および習慣」であり、「より端的にいえば、ある社会で男性と関連づけて把握される諸特性」のことである。そして「フェミニズム理論からの継承」という立場からは、「男性学は現に男女間に不平等があることを基本認識として、女性性／男性性の権力における非対称性という視点をフェミニズムと共有する」ことになる（田中 2009：10-1）。

以上から、男性性とは、男性性の社会学において、ある特定の文化や社会での男性のあり方を把捉する際に用いられる分析概念だということがわかる。であるならば当然、そこで把捉される男性性は多様かつ可変的なものとなるだろう。実際、先行する欧米の男性性研究においては、男性性を masculinities と複数形で捉える立場が主流であり、そこでは「文化や時代によってだけではなく、セクシュアリティ、階級、世代そしてエスニシティといった不平等を内包する要素によって男性性が変化すること」が強調されている（田中 2009：36）。

以下では、多くの調査研究（e.g. Dasgupta 2012；Hidaka 2010；Roberson 2005；多賀 2006；田中 2009）＊15が依拠してきたR・W・コンネル＊16による男性性の複数性・階層性理論を概観した上で、本書におけるその意味を確認していく。

コンネルの男性性理論

まずはコンネルによる「男性性」の定義をみておこう。その名も *Masculinities* という著書において彼は、「男性性とはジェンダー関係によって構造化された実践の配置である」（Connell 1995：44）と述べ、複数形としての男性性（masculinities）概念が、男性性間の関係性のみならず、男女間の関係性をも捉えうる概念だということを強調する。

コンネルによれば、従来のジェンダー理論には三つの限界がある（Connell 1987=1993）。第一は、「男

／女」をカテゴリカルに捉えた二元論的説明にとどまっている点、第二は、既存のジェンダー関係を規定する単一の構造的要因を想定している点、第三は、既存のジェンダー関係が変容しうることを理論的に担保していない点だという（川口 2014：66)。ここから、彼の理論的関心がジェンダー関係の多元性と変動性を捉えることにあったこと、そして、それを果たすべく打ち立てられたのが、彼の男性性理論だったことが理解できる。

では、複数性と階層性を併せ持つコンネルの男性性理論とは、いかなるものなのか。まず彼は、「どの時代にも、他よりも文化的に優位な、ある一つの男性性の形がある」と述べ、A・グラムシの「ヘゲモニー（hegemony)」概念を引いて、これを「ヘゲモニックな男性性（hegemonic masculinity)」と呼び、理論の中心におく（Connell 1995：77)。つまり彼は男性性間の権力関係を、物理的な暴力を背景とした権力ではなく、文化による支配との関連で捉えようとしたのである。コンネルは「ヘゲモニー」を、以下のように説明する。

それは社会的な勢力が、剥きだしの権力闘争の外側へと拡大し、私生活や文化過程の組織化にまで浸透することによって獲得した、ある社会的優越のことである。したがって、ある集団が別の集団にたいして銃で脅したり解雇をちらつかせたりすることによって得た優越はヘゲモニーではない。これにたいして宗教上の教義や行ない、マスメディアの内容、賃金構造、住宅建築、福祉・租税政策などに埋め込まれている優越は、ヘゲモニーである。（Connell 1987：184=1993：266)

次にコンネルは、「男性集団間における支配－従属といった特定のジェンダー関係」で劣位に置かれている男性性を「従属的男性性（subordinated masculinity)」と呼び、その最たるものとして「現代欧米社会における異性愛男性の支配と同性愛男性の従属」を挙げる（Connell 1995 : 78)。彼によれば「ヘゲモニー」は、「全面的な文化的優越、つまりそれ以外の選択肢の抹消を意味するわけではない」ので、「それ以外の文化パターンや集団は、排除されるのではなく従属させられるのである」（Connell 1987 : 184=1993 : 267)。

続いてコンネルは、ヘゲモニックな男性性を体現せずに「全体的な女性の従属から生まれる男性一般の特権」、すなわち「家父長制の配当（patriarchal dividend)」を得ているような実践を「共犯（complicity)」と呼び、相当数の男性がここに位置づけられると指摘する（Connell 1995 : 79)。たとえ自らはヘゲモニックな男性性を体現できていなくても、体現するための努力や競争に参加し続けるといった実践は、「結果的にヘゲモニックな男性性のヘゲモニーを支える行為となる」（多賀 2016 : 43)。つまり、こうした実践を通して彼らもまた、家父長制の配当の「分け前」を得ているわけだが、それは必ずしも男性に限らない。多賀によると、「女性であっても、ヘゲモニックな男性性を支持・称賛し、そうした男性との私的なつながりを通してこの『分け前』を得るチャンスがありうるとすれば、女性もまたこの『共犯』に荷担しうると考えてよい」（多賀 2016 : 43）のだという。

コンネルの理論では、「ヘゲモニックな男性性は、女性および従属的な男性性との関係をつうじて構築される」（Connell 1987 : 186=1993 : 268)。であるならば、ヘゲモニックな男性性を、女性ないし女性性との関係からみておくことは重要であろう。

さまざまな男性性の中で優位を占める男性性の形がヘゲモニックな男性性なのであるが、この意味でヘゲモニックといえる女性性というものは存在しない。……女性性の分化の本質基盤は、男性にたいする女性の、世界的な広がりをもつ従属である。女性性の一つの形は、この従属にともなう従順さとの関係で定義され、男性の利益や欲望に自らをあわせる方向に向けられる。これを「誇張された女性性（emphasized femininity）」と呼ぶことにしよう。（Connell 1987：183=1993：265-6）

このように、彼はマクロ社会全体における男女間の関係を、「単一の構造的事実、つまり女性にたいする世界的な広がりをもつ男性の優越を軸に展開」するものとして捉えている（Connell 1987：183=1993：265)。したがって、そこではいかなる理想的な「女らしさ」も、社会的な権威や権力と結びつくことがないため、定義上「ヘゲモニックな女性性」というものは存在しないことになる（多賀 2016：40)。

さらにコンネルは、「ヘゲモニックな男性性は、女性にとって明確に不快であるとは限らず、むしろ女性はそうした男性性に親しみやすさや扱いやすさを感じるかもしれない」と述べる。彼によれば「ここに、ヘゲモニックな男性性と誇張された女性性との間の、ある種の『一致点』がある」のであり、それはまさに「男性の女性支配を制度化する日常行動が維持されている」ということを意味する。つまり「ヘゲモニックな男性性は、女性をまるめこむような戦略を集合的にとることを要請する」のだが、他方で女性の側も、必ずしも強制的にこれを受け入れさせられているわけではないのである（Connell 1987：185-6=1993：268)。

田中は、こうした支配者と被支配者の関係性に着目し、グラムシ由来の「ヘゲモニー概念によって権力の作動を把握するならば、文化を通じて形成されるこうした『自発的な同意』の分析が可能になる」（田中 2009：54）と主張する。たしかにコンネルは、ヘゲモニックな男性性を「男性の支配的な地位と女性の従属を保証する（と考えられている）家父長制の正当性問題に対して、現在のところ受容されている答えを具現化するジェンダー実践の配置」（Connell 1995：77）と定義していた。ということは、ヘゲモニックな男性性が「人びとの『自発的な同意』を形成しながら、男女間の権力の非対称性を正当化する装置として機能している」（田中 2009：55）という田中の見解は妥当であろう。

ただし、この定義には留意すべき点が一つある。それは、「現在のところ」という時間的限定性である。「ジェンダーは歴史の産物であるとともに、歴史をつくりだしてもいる」（Connell 1995：81）と主張するコンネルにとって、ヘゲモニックな男性性とは「いつでもどこでも不変であるような固定的特性ではない。それはむしろ、所与のジェンダー関係のパターンにおいて覇権的な位置を占める男性性であり、常に競合の対象となる位置」（Connell 1995：76）なのである。つまり彼の男性性理論には、「ジェンダー秩序の可変性と歴史性が意図されている」のである（多賀 2016：44）。

以上からコンネルの男性性理論の特徴は、第一に、男性性間の関係性に照準しながらも、男女間の非対称的な権力関係を捉えようとする点、第二に、権力を物理的な暴力だけでなく、ヘゲモニーとの関連で捉えようとする点、そして第三に、男性性の諸形態は可変性と歴史性を含意する概念である、という三つにまとめられる。では、こうした特徴をもつ彼の理論は、当事者の経験を起点として日本社会における男性不妊の位置づけを考察するという本書の課題に対し、どのような意味をもつのだろうか。

本書における「男性性」の意味

もっとも大きな意味の一つは、川口遼が主張している「多元的変動社会たる現代日本社会を分析する上での利得」（川口 2014：68）である。川口は、多賀（2001）が一九九〇年代半ばの日本社会、すなわち「ジェンダーについて、矛盾し対立するイデオロギーが共存する現代日本社会」を「多元的変動社会」と名づけた視点を評し、「その有効性は二一世紀を迎えてからすでに一〇年以上がたった現在においても失われていない」（川口 2014：65）と述べる。彼によれば、二〇世紀後半以降の日本人の意識における最大の変化は「性別分業の賛否の拮抗」など、ジェンダーとセクシュアリティに関する事柄であり、たとえば「サラリーマン的男性性と家事・育児と結びつけられた男性性」といった複数の男性性の併存をコンネル理論は「うまく説明する」という（川口 2014：68）。ということは、仮に「サラリーマン的男性性と不妊男性の男性性」の併存が析出された場合、コンネル理論に依拠すれば、これをうまく説明することが可能となる。

しかし一方で川口は、コンネル理論の限界も指摘する。「コンネルは、理論的には、男性性間の階層的関係はそれぞれの男性性に対する人びとの意味づけによって決定されると主張している」が、「その経験的研究においては、男性性の配置のありようをジェンダー以外の社会構造から先験的に措定」してしまっているというのだ（川口 2014：68）。彼はコンネル自身による調査（Connell 1998；Connell & Wood 2005）を指して、「問題なのは、コンネルがヘゲモニックな男性性の操作的定義を明確にしないまま調査を行っていることだ」（川口 2014：68-9）と批判する。そこでは「ヘゲモニックな男性性は経済的な構造によって決定されるかのように論じられてしまっており、女性も含めた人びとがどのようにある男性性を理想や常識として受け入れ、そのことによって支配の正統性が確保されているのかには十分な関心が向けられていない」（川口 2014：72）というのだ。

そこで、この問題を乗り越えるべく川口が提示するのは、「男性性間のヘゲモニー闘争のプロセス自体を分析するという指針」、すなわち「様々な実践のパターンが『男性』というジェンダー・カテゴリーと結びつけられ、そして女性を含む人びとから意味づけられていくプロセスを分析する」(川口 2014：72) という指針である。

たしかにこの指針は、本書にとっても実に示唆的である。なぜ、男性因子の不妊だけをわざわざ「男性不妊」と表現しているのか。なぜ、男性不妊は不可視化されてきたのか。それが近年、なぜ男性にも不妊検査・治療が奨励されるようになってきたのか。こうした諸問題の解明に必要なのは、当該現象と社会環境とがいかに相関的な関係になっているのかを読み解く視点であろう。日本において不妊とは、婚姻制度の中の「夫婦」間に生起する現象である。またフーコーによれば、一八世紀以降、労働力の確保という観点から「人口」を経済的・政治的問題とした国家にとって、人口が産出される生殖の場は「権力介入の標的」である (Foucault 1976=1986：35-6)*17。であるならば、ここで対象化すべきは、男性性間の関係性のみならず、女性を含む人々の男性性に対する意味づけだということになる。そうでなければ、「男性性間の関係性が男性による女性の支配も含むジェンダー関係一般へと転化する様を捉え損なって」(川口 2014：70) しまうからだ。

もう一つ、コンネルの男性性理論には、常にジェンダー秩序の可変性と歴史性が含意されている点も意義深い。すなわち「男性性は、それぞれの社会で、固有の実践と構造の相互作用によって変容するものとして理解しなければならない」(田中 2009：60) のだ。

コンネルによれば、ヘゲモニックな男性性は「性格類型や心理的傾向ではなく、模範として捉えられる」(Connell 1995：77)。要するに、ヘゲモニックな男性性はどのような形であれ、「男性権力を維持し、大多数の男性がそれを支持するように動機づけられるものでさえあればよいのである」(Connell 1987=1993：268)。先述したように、実際、相当数の男性がそのヘゲモニーと共犯関係を結んでいるが、その理由の根本には「大多数の男性が女性の従属化から利益を得ているということ」(Connell 1987=1993：268) がある。その意味で、男性性の歴史的変容とは、小玉亮子がいうように、きわめて政治的である。

> マスキュリニティ／男性性の歴史分析は……ジェンダー化された社会において隠蔽されてきた、マスキュリニティ／男性性というカテゴリーの生成に関する政治を明らかにしていくものである。「男らしさはどのように語られたのか」、すなわち、男性性をめぐる諸言説は相互にどう競合し、矛盾し、あるいは共犯しつつ近代社会を編成してきたのか。(小玉 2004：33)

澤田佳世によれば、「生殖とは、単なる生命の『生物学的再生産過程』ではなく、性や子産みに対する価値と規範が内在する社会的・文化的過程であり、家族や国民の再生産が企図される戦略的・政治的過程である」(澤田 2014：44)。つまり、だからこそ、「不妊は女性の問題」という社会通念が構築され、男性不妊が隠蔽されてきたのだ。身体にかかわる言説には、「すでにそこに、権力が作用している」(江原 2002：57) ということである。

したがって、男性不妊をめぐる男性性の変容を歴史的に捉えようとするならば、単に不妊男性を対象とするだけでは、まったく不十分である。「ジェンダー史としてのマスキュリニティ／男性性の歴史は、もはや『男たちに焦点を当て、男たちによって、男がどのように生きてきたのか、を明らかにする』というように言い換えられるような歴史ではない」(小玉 2004：33) という小玉の指摘を踏まえるなら、本書が照準する男性不妊をめぐる現象も、「権力関係としてのジェンダー」を分析概念として把捉する必要がある。

この点、男性性の配置に対する人々の意味づけを通してジェンダー構造の維持や再編成に迫ろうとするコンネルの男性性理論は、やはり有効であると考えられる。よって本書では、ジェンダーについても以下のコンネルの定義を採用する。

ジェンダーは、性と生殖の舞台《リプロダクティブ・アリーナ》をめぐって構築される社会関係の構造であり、諸身体間の生殖上の区別を社会過程に関連づける（この構造に制御された）一連の実践である*18。（Connell 2002=2008：22）

このようにコンネルは、ジェンダーを構造であると同時に実践でもあると定義するが、これはまた、ジェンダーを「おこなうこと」と捉え、反復的な言説実践の作用として概念化したバトラーの視点にも通ずる（Butler 1990=2018）。本書でも第4章以下、この視点を踏まえつつ、男性不妊をめぐる当事者の語りを分析していく。

注

＊1　男性不妊の当事者に関する研究としては、提供精子による非配偶者間人工授精（ＡＩＤ）をめぐる研究が一九九〇年代から海外で行われているが、その大半は男性自身の経験ではなく「子どもの出自を知る権利」や親子関係に着目するものなので、本書では取り上げない。日本でも近年は、出自を知る権利を法制化した海外の事例を分析した南貴子（2010）、新聞報道におけるＡＩＤで生まれた人の声を分析した竹家一美（2015）、医師や法学者の言説からＡＩＤの技術史を跡づけた由井秀樹（2015）など、ＡＩＤを主題とする研究が散見される。

＊2　学校・職場・家庭におけるジェンダー差別を探究し説明するための理論。バーンズはこれにより、男性の生殖・男性性に関する文化的観念と男性不妊医療との関係、医療制度と患者の相互行為とジェンダーの作用等を分

析している（Barnes 2014）。

＊3　出産促進社会である中東諸国では、夫婦間の体外受精が奨励されるなか、二〇〇〇年代に入り生殖技術産業が急速に発展した。エジプトやイランなど、奨励策として低所得者を補助する国もある。ただし血統を重視するイスラム法では、非血縁者や妻以外の女性から産まれた者を家族とは認めないため、第三者がかかわる生殖医療については強力な宗教的規制が存在し、イスラムの多数派であるスンニ派は一切を禁じる。一方、少数派のシーア派は夫婦間での提供卵子・胚の使用は容認している。提供精子による体外受精や人工授精は、姦通に相当する行為とみなされ、いずれも禁止している。もちろん養子は禁止、姦通は重罪である。多宗派国家のレバノンでは現在あらゆる配偶子提供が実践されており、スンニ派ムスリムの夫婦が秘密裏に提供を受けるケースもあるという（Inhorn 2006；Inhorn & Tremayne eds. 2012）。

＊4　たとえば白井千晶のインタビュー調査では、女性対象者一九名中二名が夫を同席しており、彼らの語りの記述もあるが、うち一名は自身に原因がなく、もう一名は乏精子症ではあるが、それに伴う彼自身の経験への言及は皆無で、語りの主眼は、排卵誘発で三胎妊娠するも双胎にしたという減数手術におかれている（白井 2012）。また安田裕子のインタビュー調査では、女性対象者一〇名中三名が夫婦同席であり、うち一名は男性不妊である夫が主体として調査に応じたというが、男性自身の生の声はほぼ取り上げられていない（安田 2012）。

＊5　本書は現象学的社会学（Schutz 1962=1985）や知識社会学（Berger & Luckmann 1966=2003）、シンボリック・インタラクショニズム（Blumer 1969=1991）やエスノメソドロジー（Garfinkel 1967）といった人々の行為への主観的意味付与を重視する立場から多くを学びつつ、研究を進めるものである。

＊6　ターナーは障害と身体に関する論考で、ポストモダンおよびポスト構造主義は障害者の理論的支柱になる一方で、障害者運動にとって有益な「身体のエスノグラフィー」の可能性を排除し、結果的に「生きられた身体（living body）」を消し去ってしまうと批判している（Turner 2001：257）。

＊7　荻野に限らず、物質性と身体の定式化はバトラー理論のなかでも、もっとも物議を醸した論点の一つ。欧米の理論家による批判の数々はS・サリー（Salih 2002=2005：245-8）を参照のこと。ただし、ここで忘れてならな

いのは、バトラーは決して身体の物質性を否定しているわけではないということ。事実*Bodies That Matter*の序文でバトラーは、食事や睡眠や快楽・痛みといった「一義的で反論の余地のない経験」の現実性を認めていることを、改めて読者に保証している（Butler 1993：xi）。つまりバトラーは、「物質としての身体など存在しないということではなく、その物質性は言説をとおしてしか理解できないということ」（Salih 2002=2005：131-2）を主張しているのである。

＊8　この「個人的身体」には、M・メルロ＝ポンティ（Merleau-Ponty 1945=1982）の現象学の影響がみられるが、いわゆる「身体の社会学」研究には、現象学的観点を取り入れたものが少なくない（e.g. O'Neill 1985=1992；Frank 1995=2002；Williams & Bendelow 1998）。これらの研究は、身体を「客観的身体」と「現象的身体」とに分け、後者すなわち主観的に経験され、生きられている身体を考察の対象とするものである。

＊9　モースは、道の渡り方など、人々が無意識のうちに身につけている、社会ごとに固有な振る舞いの形式を「身体技法」と名づけ、日常生活で反復される振る舞いの一つ一つが当該社会・文化の影響を受けていることを示した（Mauss 1968=1976）。他方、ダグラスの『象徴としての身体』では「身体は社会を表現する象徴である」という前提のもと、身体が社会の象徴として用いられる傾向の強さを解明するための、社会間比較を可能にする座標軸の検討が行われている（Douglas 1970=1983）。

＊10　ターナー（1984=1999）も認めていたように、フーコーの諸研究は身体社会学にとって決定的に重要である。たとえば『臨床医学の誕生』（1963=1969）では、病気や性別といった客観的ないし自然だと思われている事象が、実は言説的実践によって社会的に構築されたものであるという命題を作り、『監獄の誕生』（1975=1977）や『知への意志』（1976=1986）では、身体に対する権力の行使を問題化し、身体や生命がその標的となる社会秩序や統治の技術を描出した（後藤 2007）。フーコーによれば「生‐権力」とは、「生命に対して積極的に働きかける権力、生命を経営・管理し、増大させ、増殖させ、生命に対して厳密な管理統制と全体的な調整とを及ぼそうと企てる権力」である（Foucault 1976=1986：173）。

＊11　本書では取り上げないが、後藤吉彦（2007）は身体の社会学を「批判的身体論―身体の被制約性についての研

究」と「反―社会決定論としての身体論」に分けて論じている。

＊12　身体経験については第5章にて詳述する。

＊13　当事者が自らの身体を通して、病いと障害の生きられた経験について語りつつ、一方で身体障害を規定するその社会を捉え直したものにR・F・マーフィーの『ボディ・サイレント』がある。人類学者である著者によれば、同書は、あるフィールドワークについてのエスノグラフィーだということだが、無論それは個人的な病いの記録にとどまるものではない。自身の病いを「身体的な病いであったばかりでなく、それにも負けぬくらい社会関係を冒す社会的な病気でもあった」（Murphy 1987=2006：20）と看破した語りには、社会との関係論としての同書の意義も読み取れる。本書でも「まず人間たちを探し求めて、結局、社会を見出すに至る」（Murphy 1987=2006：22）と語った彼の衣鉢を継ぎ、現代日本における男性不妊の位置づけを考察していく。

＊14　日本の「男性学」は一九八〇年代中葉に萌芽し、渡辺恒夫の著書『脱男性の時代』（1986）や編著『男性学の挑戦』（1989）を経て、九〇年代には伊藤公雄の『〈男らしさ〉のゆくえ』（1993）、『男性学入門』（1996）が出版されるなど、独自の領域をもった学問分野としてすでに三〇年以上の歴史を有する。

＊15　これらの研究は、従来の日本社会で男性性間の階層的関係の頂点にあったとされる「サラリーマン的男性性」のヘゲモニーの揺らぎについて、コンネルの男性性理論を援用しつつ論じている。

＊16　R・W・コンネルは性転換手術を受け、現在はRaewyn, Connellという名の女性として活動している。その経緯については『ジェンダー学の最前線』（多賀太監訳 2008）の「日本語版序文」に詳しい。

＊17　フーコーは「繁殖や誕生、死亡率、健康の水準、寿命、長寿、そしてそれらを変化させるすべての条件」に対する国家の「一連の介入と、調整する管理」を「人口の生‐政治学」と呼び、その形成期を一八世紀中葉と捉えた（Foucault 1976=1986：176）。

＊18　コンネルは「身体と関わりを持ちながら社会的なことが起きる場《サイト》」を「性と生殖の舞台《リプロダクティブ・アリーナ》」と呼んだ（Connell 2002=2008：85）。

第3章　対象と方法

本章では、本書で筆者が実施した調査の概要を説明する。第1節では、調査対象に関して、筆者が用いた対象者の募集方法とそれを経て調査への参加を申し出てくれた調査協力者（＝対象者）の特徴、および調査にあたっての倫理的配慮について概説する。第2節ではまず、本書が依拠する方法論としての「語り」について述べ、次に、インタビュー調査の実際を記述する。そして第3節にて、得られたデータの分析手続きを具体的に説明する。

1　調査対象

1．対象者の募集

対象者の募集は、以下の三つの方法で行った。その理由は、先行研究が論じてきたように、日本においては、いまなお不妊男性への接触が極めて難しいことと、本書の目的に鑑みて、不妊男性のみならずその妻の語りにも耳を傾ける必要があると考えたためである。

なお、調査は第一期（二〇一六年六月〜二〇一七年三月）と第二期（二〇一八年八・九月）に分けて実施されたが、第一期は①と②の、第二期は③の方法により募集が行われた。

①泌尿器科領域生殖医療専門医(泌尿器科専門医)への協力依頼

日本生殖医学会が認定している「泌尿器科領域生殖医療専門医」(二〇一五年四月現在四七名)宛に、調査趣旨と倫理的配慮等を記した「調査協力依頼状」を郵送し、患者/元患者の紹介を依頼した。その際、依頼状には葉書を同封し、紹介の可否とともに医師自身への面接の可否についても返答を求めた。なぜなら、当初は患者を紹介してくれる医師が皆無である可能性も想定されたため、そうなった場合には、せめて医師を通じてでも、不妊男性の実情を知りたいと思ったからである*1。また第4章にて詳述するが、医師の言説は、患者はもとより、人々が他者の身体経験を構築する際の枠組みにも多大な影響力をもつ(江原 2002)とされるので、その点でも医師への聞き取りは有益であると思われたからである。

医師の反応についてはまず、葉書を返信してくれた人が四七名中三四名(七二・三%)、そのうち自身の面接を「可」とした人は一三名、患者の紹介を「可」とした人は三名であった*2。しかしながら結局、紹介してくれた医師は一名にとどまり、当該医師を介して本調査への協力に応じた人は、彼の患者および元患者八名とその妻四名となった。

②不妊の当事者団体への協力依頼

当該団体の指示に従い、まずは指定の様式による「調査・研究依頼書」に、①の医師宛と同様の「調査協力依頼状」を添付してメールで送り、承諾後そのウェブサイト上にて協力者募集の告知文を掲載してもらった。その際、募集の条件としては「男性不妊の当事者／パートナーが男性不妊である女性」のみとし、女性側の不妊原因の有無、現在の治療・家族状況、男性不妊の状況（潜在的でも、過去の経験でも可など）、その他の属性についても不問にする旨を明示した。その結果、五名の女性から自発的な協力を得た。

③不妊専門クリニック（産婦人科医）への協力依頼

②の団体の協賛医として所在を公開している三〇施設に、①と同様の「調査協力依頼状」を送付し、後日メールおよび電話にて協力の意思を確認したところ、六施設から承諾が得られたので、当該施設の受付等で「協力者募集」のチラシを配布してもらった。募集の条件は②と同じである。その結果、夫婦一組と女性二名から協力を得たが、同夫婦は調査終了後に協力を撤回されたため、結局③の方法による対象者は女性二名だけとなった。

以上から本書の調査対象者は、最終的に延べ一五夫婦一九名（男性八名・女性一一名）となった。また、別途五名の泌尿器科医にもインタビューを実施したが、その語りは、あくまでも当事者の経験に作用するものとして扱われるため、本書では、彼らを「対象者」とは位置づけない。医師の語りは「調査協力者」の語りとして、第5章にて、吟味されることとなる。

2. 対象者の特徴

調査対象者のプロフィールを表4に示す。まずは、基本的な属性についてみておこう。

インタビュー調査時、対象者の年齢は二九〜五二歳で、平均は三六・五歳、不妊治療初診時の年齢

表 4　対象者のプロフィール

年齢（歳）			不妊原因（症状）	治療法（最終）	治療の現状（結果）	職業（☆は非正規）	年収（円）	最終学歴
現	婚姻	初診						
30	28	30	非閉塞性無精子症	MD-TESE	精子不在→夫婦で協議中	自営業	250万	大学
30	28	29	卵巣のう腫	投薬		看護師☆	250万	大学
44	40	43	非閉塞性無精子症	MD-TESE	精子不在→AID 予約中	会社員	800万	短大
36	32	35	無	検査まで		病院職員	400万	専門
52	43	44	閉塞性無精子症	MESA	一男一女出産	会社員	無回答	高校
38	29	30	無	顕微授精		主婦		高校
37	27	36	閉塞性無精子症	MESA	妊娠 7 か月	会社員	600万	大学
36	26	36	無	顕微授精		大学職員☆	100万	大学
29	28	28	非閉塞性無精子症	MD-TESE	MD-TESE 前に調査	会社員	450万	大学
29	28	28	無	検査まで		会社員	270万	短大
48	29	34	非閉塞性無精子症	MD-TESE	男女の双子出産	会社員	1000万	高校
48	29	34	無	顕微授精		会社員	無回答	高校
34	32	34	高度乏精子症	精巣生検	精子凍結→採卵準備	会社員	590万	大学
34	32	33	多のう胞卵巣	投薬		看護師	530万	大学
30	28	28	逆行性射精	投薬	自然妊娠→男児出産	会社員	無回答	専門
30	28	無	無	無		美容師☆		専門
41	30	無	精子無力症	採精のみ	凍結胚 1 つ保存中	会社員	1100万	大学院
41	30	38	無	顕微授精		専門職☆	100万	大学院
30	29	29	非閉塞性無精子症	MD-TESE	精子凍結→採卵準備	会社員	無回答	大学
31	30	30	卵巣のう腫	顕微授精		看護師☆		大学
40	32	38	非閉塞性無精子症	検査まで	MD-TESE を拒否し終結	高校教員	700万	大学
43	35	41	卵巣機能不全	投薬		臨床心理士☆	400万	大学院
38	34	35	非閉塞性無精子症	MD-TESE	精子不在→離婚前提に別居	公務員	無回答	大学
33	29	30	無	検査まで		会社員		大学
45	40	40	高度乏精子症	検査まで	男児出産	無職	400～700万	大学
33	28	28	卵子の成長が遅い	顕微授精		自営業		大学
37	34	34	精子無力症	検査まで	妊娠 6 か月	会社員	無回答	大学
38	35	35	子宮内膜ポリープ	顕微授精		主婦		大学
45	33	34	精子無力症	検査まで	体外受精失敗次回模索中	会社員	1200万	大学
40	28	29	無	体外受精		会社員	700万	大学

注）仮名欄のアルファベット表記は，筆者が実際に面接した人（例：Ah＝A さん夫，Aw＝A さん妻）．面接していない場合は漢字表記．最終学歴欄の「短大」は短期大学，「専門」は専門学校，「高校」は高等学校を表し，全員が卒業／修了している．データはすべて調査時の自己申告による．

は二八〜四四歳で、平均は三三・六歳であった。職業については、男性対象者は全員が正規雇用で、女性対象者は一一名中二名が正規・七名が非正規雇用で就業し、一名は自営業、もう一名は無職（調査時妊娠中で「主婦」と申告）であった。また対象夫婦一五組の世帯年収は五〇〇〜一九〇〇万円（Mさんの年収は中央値、夫婦共に無回答の五組は除く）で、その平均値は九九九万円となり、全国平均の世帯所得五五一・六万円*3（厚生労働省 2019）を大きく超えていた。最終学歴については三〇名のうち（全員が配偶者についても回答）大学・大学院卒が二一名、短期大学・専門学校卒が五名、高等学校卒が四名と、大卒以上が七割を占めており、本書の対象者には高学歴の人が多いことが認められる。

次に「不妊原因（症状）」の欄に注目すると、男性側の症状として「無精子症」が多数派であることがわかるだろう。次章以降でみていくが、実は「高度乏精子症」の二名（Ghさん、Mさん夫）も、最初は「無精子症」と診断されていたので、彼らを含めるとその数は一五組中一一組（七三・三％）になる。

続いて女性側の症状もみておこう。「無」の人が一五組中八組（五三・三％）と半数を超えるが、その他の人たちも、第6章で明らかになるように、自らの症状を軽症とみなしているので、相対的には妻よりも夫の方が重症の、男性不妊を主因とする夫婦であるといえる。募集の条件として、女性側の不妊原因については不問としたにもかかわらず、このような結果が生じたことは、心に留めておきたい。

他方、こうした共通点がある反面、「治療法」と「治療の現状（結果）」には、ばらつきがある。治療法としては男性の場合、精液検査すら受けてない人から精子採取術を受けた人まで、そしてその間には、手術を受ける直前の人や拒否した人など、立場の異なる人が存在する。「治療の現状」についても、妊娠・出産に至った人から精子の不在が確定した人までと、少数ながら多様な事例が集まったといえよう。

ただし、その男性不妊をめぐる多様な現実の半分ほどが、実は女性の語りによってもたらされたという点には、注意が必要である。そもそも対象者を三つの経路から募ったのも、募集の時期を複数に分けたのも、男性自身が語るさまざまな経験を捉えたかったからである。泌尿器科医に紹介された八名の男性たちは――もちろん、彼らの存在がなければ本書は成立しなかったのだから――唯一無二の貴重な存在である。しかしながら、そこは本書の限界ともかかわるが、彼らの声のみに満足していては、日本社会における男性不妊の位置づけを考察するという目的を果たすことはできないのではないか、そう考え、当事者団体や産婦人科経由でも対象者を募集したわけだが、結局は女性の協力しか得られなかった。

次章以降は、こうした事実が物語っていることは何か、ということも念頭に置きつつ、対象者の語りを通して、日本社会における男性不妊の位置づけを考察していきたい。

3．倫理的配慮

男性不妊をめぐる経験というテーマはプライバシーにかかわることなので、本書ではいくつかの倫理的配慮をしている。特に、繰り返しになるが、泌尿器科専門医は調査当時、国内に四七名しかいなかったため、病院名から個人が特定されるおそれもある。したがって病院名はもちろん、対象者の居住地を記すことも控えたい。また当事者団体についても、その閉鎖性ゆえに個人が特定されないよう、適宜データに修正を加えている。

対象者から調査協力の同意を得た手順としては、まずは文書にて、調査の趣旨と得られた個人情報の保管や公表などの取扱いを説明し、その上で、調査時にも再び倫理的配慮等を口頭で伝えた後、同意書に署名をもらうようにした。

インタビューは対象者に許可を得て録音したが、その音声データを文字に起こす作業はすべて筆者が行った。また、テクスト化した原稿を確認できる旨も伝えていたが、希望者はいなかった。ただし、それを論文として投稿する際には確認を望む人がいたので、その折には事前に原稿を送付してチェックしてもらい、修正の必要がないことを確認してから投稿した。博士学位論文および本書についても、希望者には同様の手続きを踏んでいる＊4。

2 調査方法

1．方法論としての語り

本書は、インタビューによる質的調査という手法を用いて当事者の経験を捉えようとするものだが、本節では方法論としての「語り＝ナラティヴ」についてみておきたい。

医療や心理臨床をめぐる領域で、ナラティヴ研究が注目されるようになって久しい。すなわち一九九〇年代以降に急速に発展したナラティヴ的な人間観や方法論の変革、いわゆる「ナラティヴ・ターン（物語的転回）」を経て今日、ナラティヴ研究は学問横断的な大きな潮流として、質的方法の中核をなすようになった（やまだ 2007）。

ナラティヴ（narrative）は、通常「物語」や「語り」と訳され、「広義の言語によって語る行為と語られたもの」を指す（やまだ 2007：54；安田 2012：38）。臨床社会学者の野口裕二は、ナラティヴを「出来事や経験の具体性や個別性を重要な契機にしてそれらを順序立てることで成り立つ言明の一形式」、ないし「われわれの生きる現実を組織化するためのひとつの重要な形式である」（野口 2005：6）と述べ、その上で、ナラティヴ・アプローチを「ナラティヴ（語り、物語）という形式を手がかりにしてなんらかの現実に接近していく方法」（野口 2005：8）と定義している。つまり、ナラティヴとは「形式」なのである。

そのことは、ナラティヴ研究が文化心理学者のJ・ブルーナーによる人間の思考様式、すなわち「論理科学モード（logic-scientific mode）」に対する「ナラティヴ・モード（narrative mode）」を支柱としていることからも理解できる*5。ブルーナーによれば、論理科学モードとは、「一般的な諸原因とそれらの立証とを扱っており、証明可能な指示的意味を確実なものにし、経験的真理を吟味するのに諸手続きを利用する。その言語は、一貫性と無矛盾性という必要条件によって規制されている」（Bruner 1986=1998：19）という。要するに、論理科学モードでは「ある出来事についての陳述が真か偽か？」が問われ、「正しいか、誤りか、証拠不足で結論が出ないか、単純化すれば答えは三つに集約される」（やまだ 2007：65）のである。

これに対し、ナラティヴ・モードは「みごとなストーリー、人の心をひきつけるドラマ、信ずるに足る（かならずしも『真実』ではないとしても）歴史的説明などをもたらす。それは人間の、ないしは人間風の意図および行為、そしてそれらの成りゆきを示す変転や帰結を問題にする」（Bruner 1986=1998：19-20）ものである。質的心理学者のやまだようこは、その特徴を次のように示している。

物語モードでは、意味づけが問われるから、「悲しいが、うれしい」というような複数の矛盾する回

> 答が同時に存在しうる……人生は、真か偽か、正か誤かを論理的に判断されるものではなく、人が人生にどのような意味を与えているかが問われる。人生においては、複数の異なる多様な物語が同時に共存するのがふつうである。（やまだ 2007：65）

このように、ナラティヴ・モードに依拠すれば、矛盾を孕んだ人間の「主観的な経験や現実」(Berger & Luckmann 1966=2003) に迫ることが可能になる。野口がいうように、「ナラティヴ・アプローチは近代科学によって排除されてきたナラティヴという一つの重要な形式に光を当てる」（野口 2005：7）ものなのだ。

やまだによると、ナラティヴ研究には「語りは語り手と聞き手の相互行為として行われる」という特徴もあり、ゆえにこの立場では「研究者の立ち位置や省察《リフレクション》も厳しく問われることになる」（やまだ 2007：65）という。社会学領域でも「対話的構築主義アプローチ」を標榜する桜井厚が、ライフストーリーを「語り手とインタビュアーとの相互行為をとおして構築されるもの」とみなし、語りの「共同製作過程」を重視している（桜井 2005：37）。

> ライフストーリーは過去の出来事や語り手の経験を表象しているというより、インタビューの場で語り手とインタビュアーの両方の関心から構築された対話的な構築物にほかならない。したがって、語りの行為が、過去の出来事や体験が何であるかを述べること以上に〈いま‐ここ〉を語り手とインタビュアーの双方の主体が生きているという視点は、ライフストーリー・インタビューにおいては忘れてはならない。（桜井 2005：38-9）

こうした相互行為としてのインタビューを、先鋭的に透徹させたのはJ・A・ホルスタインとJ・F・グブリアムによるアクティヴ・インタビュー論である。彼らは伝統的なインタビューを「スタンダード・インタビュー」、自分たちのそれを「アクティヴ・インタビュー」と呼んで対比し、構築主義的な観点から新たなインタビュー論を展開した（Holsterin & Gubrium 1995=2004）。彼らによれば、両者の最も顕著な差異は、インタビューの場における語り手／聞き手の捉え方にある。前者において語り手は、「受動的な回答の容器」ないし「事実や、それに関連する経験内容の貯蔵庫」と位置づけられるが、後者においては「事実と経験の内容」を提供する過程に主体的にかかわる「意味の積極的な作成者」とみなされ、聞き手と共同で意味を構築していく存在として捉えられる（Holsterin & Gubrium 1995=2004：29–32）。

一方、聞き手の役割も、前者においては「公正無視な触媒」、すなわち中立的な立場で質問を行い、回答者から事実や経験の内容を引き出すことであるのに対し、後者では「語りの産出を活性化すること」が責務とされている（Holsterin & Gubrium 1995=2004：102–4）。

では、どのようにすれば、聞き手はそうした責務を果たすことができるのか。ホルスタインらは、聞き手がとり得る戦略として、以下のようなものを挙げる。まずは、聞き手によるアイデンティティの呈示である。最初に自己紹介をして、聞き手が何者であるかを示すことは、語り手がどのように話すかを導くことになる。聞き手のアイデンティティが語り手にとって、語る物語を方向づけるのである（Holsterin & Gubrium 1995=2004：105–9）。

次に、聞き手は「背景知を得て、その背景知を利用する」こともできる。背景知とは「インタビューが埋め込まれている文化的『民族誌的背景』」を指すが、背景知には聞き手自身の経験も含まれ、インタビューそのものも背景知となる。聞き手が語り手と「共通の経験を引き合いに出すことは、両者の質問と回答がそこに焦点を結ぶような、具体的な準拠点を提供するのに有効な方法である」が、加えて、これまでのインタビューの経験が「ひとつのリソースとして利用できる」ため、そこから得られた背景知が新たな質問や語りの促進に結びついていくのである（Holsterin & Gubrium 1995=2004：117–21）。

さらに、聞き手が自己をインタビューに投入させるという戦略もある。これは、語り手の語る行為を促進し、物語がより豊かに発展するよう、聞き手が語り手を積極的に刺激し促すことを指す。たとえば、互いに共通する出来事や経験、関心事を話題にすることは、語りやすさの基盤になる「ラポール」の形成につながるだけでなく、特定の「意味の地平や物語の結びつき」に会話を引き留めて、語り手がより詳しく語ることを促す戦略になるという（Holsterin & Gubrium 1995=2004：149–52；小林 2005：103–4）。

こうしてみると、アクティヴ・インタビュー論では、聞き手の立場性が非常に重要であることがわかる。聞き手の自己呈示のしかた次第で、語られる内容が大きく変わり得るからだ。ということは、引き出したい内容が明確な場合には、それが語られるように聞き手も自己呈示をすればよいわけだが、それができるならば、この立場は聞き手にとって有効である。

すでに述べたように本書では、日本社会における男性不妊の位置づけを、当事者の経験に着目して考察していくが、この研究を始めた動機は、筆者自身の経験にほかならない。男性不妊の夫をもつ女性として、不妊治療を受け断念したという経験が、本研究へと筆者を駆り立てている。つまり筆者は「同じような経験をした者」としてインタビューに臨み、語り手が語る物語を方向づけたのである。

その意味で、本書の立場はアクティヴ・インタビュー論に立脚しており、後にみるように、たしかにその選択は奏功した。筆者が経験者であることは、対象者を募集する段階で明示していたので、インタビュー前もしくは最中に、対象者から、筆者のより詳しい状況やその後の経緯について聞かれることも少なくなかった。

2. インタビュー調査の概要

前述したように、インタビュー調査は、第一期（二〇一六年六月〜二〇一七年三月）と第二期（二〇一八年八・九月）に実施したが、その手順はいずれも概ね同じである。

所要時間は一時間から三時間程度、場所は対象者が希望した喫茶店やホテルのラウンジ（医師の場合は診察室）で、半構造化インタビューを行った。主な質問項目*6として、不妊の端緒から現在までの経緯および心境、配偶者や周囲の人との関係性、不妊に関する困難や葛藤（医師の場合は治療の実際や患者とのかかわり方）などを用意したが、インタビューの場では、語りは時に脱線し、飛躍する。ただし本書は、前項で述べたアクティヴ・インタビュー論（Holstein & Gubrium 1995=2004）の視点にたつので、予期せぬ語りの展開は「ダイナミックな意味構築」の契機にもなり得る。したがって、インタビューの場でそうした語りが表れた時には看過することなく、むしろ筆者からも積極的に問いかけ、その場の自由な展開を促すよう心がけた。

インタビューは、たとえ夫婦であっても一対一で行うことを原則とし、それについては趣旨とともに協力依頼状にも明記したのだが、二組だけは妻が同席を要望したため、事例の稀少性に鑑みて承諾した。すなわち、夫婦同席と夫／妻単独の語りをデータとして同様に扱う点には問題もあるかと思われるが、本書ではM・Q・パットンが評価研究の枠組みで提示した利便性の基準――所与の状況下で最も得やすい事例を選択すること――に準拠して応じることとしたのである（Patton 1990：169‒81）。

3　分析方法

1．分析の手順

本書の分析対象は、筆者自身がテクスト化した語りデータである。また、記入してもらったフェイスシート、およびインタビューの場で書きとめたメモやメールでのやりとりも補完的にデータとして扱っている。

分析の手順は、以下のとおりである。まずは、語りデータを丹念に読み返し、細目ごとに小見出しをつける。その際、小見出しには語りの中の言葉や表現をそのまま用いることとし、抽象度を上げないよう、換言すれば、語り手の文脈にできるだけ沿うよう心がけた。これは桜井が「コード化」と呼ぶ作業、すなわち「もとのテクストをわかりやすくまとめて理解し、解釈する作業」（桜井 2005：159）であり、「語り手がよく使う言葉やカテゴリーを拾いだして語りの基本的な概念を把握する必要がある」（桜井 2005：156）という視点から行われている。この作業は対象者別（夫婦同席の場合は個別）に実施され、したがって、ここでは一九個の編集データが作成された。

次に、その個別の編集データを土台として、そこから課題ごとに関連する箇所を抽出した。第2章第2節で述べたように、本書の課題（リサーチクエスチョン）は四つあり、その課題ごとに対象者も異なるため、ここでは項目を縦軸、対象者を横軸とするワークシートを四個作成して、それぞれの対象者間におけるパターンが一目でわかるよう工夫した。特に注目したのは、複数の人が用いた言葉やレトリック、行為の類似性とその意味づけである。そうした共通点は、緩やかにカテゴリーとして統合され、記述の際に見出しとして活用されることもあったが、一方では「妻の経験」のように、共通性はあるものの、個々人の文脈が極めて多様なため、個別事例を丁寧にみていくことの方が、より語り手の経験を捉え得ると判断される課題もあった。つまり、ここで目指されたのは概念化や理論化ではない。「男性不妊をめぐる当事者の経験」という社会的にも学術的にも不可視化されてきた人々の経験を扱う本書にとっては、「人びとの生活史経験のストーリーの重層的、多義的な意味を取り出すこと」（桜井 2005：161）が、まずは必要不可欠だったのである。

したがって本書では、いわゆる「○○法」といった既存の分析方法は採用しない。もとより筆者も、グラウンデッド・セオリー・アプローチ（GTA）や修正版グラウンデッド・セオリー・アプローチ（M-GTA）を典型とする、質的研究方法の長所は十分理解しており、それらを用いた論考も行ってきたが、本書では、当事者の「生きられた経験」の個別性を捨象したくないという意図から、こうした方法論は参考程度にとどめ、前述した桜井（2005）の手法を援用しつつ、独自の視点から語りを分析していく*7。

2．語りにみる性差

いよいよ次章から不妊男性とその妻の語りを分析していくが、その前にここで、男性対象者と女性対象者との語り方の差異について述べておきたい。もちろん、同性の対象者間にもさまざまな違いはみられたが、ここでは男女の語りに表れた、全体的な傾向を把握することで、次章以降の分析結果の理解につなげたい。

まずは、インタビューに要した時間（一秒以下、切り捨て）だが、男性は最短が五一分、最長が七二分、平均は六四分である。一方、女性は最短が五四分、最長が一八〇分、平均は八五分である。これらには夫婦同席の二組は含まれていないが、彼らはそれぞれ六三分と九二分であり、特に長い時間を要するということはなかった。平均時間だけを比較すれば、男性よりも女性の方が二一分長いが、最短者の差は三分しかなく、実はその差を押し広げたのは、三時間以上を費やした一人の女性の存在である。

次に、語り方の特徴として、女性は筆者の質問を皮切りに自分で語りをふくらませ、夫の様子も交えながら、自身の経験を筋立てて語る傾向がみられた。彼女たちの語りには用意した質問項目の大半が含まれていたので、あえて介入することはせず、できる限り自由な語りを尊重した。対照的に男性は、どちらかといえば、一問一答的に語る傾向があった。聞けば答えてくれるが、必要以上は語らない。そこで有効だったのが、先述したアクティヴ・インタビュー論の聞き手としての戦略である。たとえば、「同じような経験をした者」といっても、女性である筆者の経験と男性対象者のそれとが違うことは自明である。そこでインタビューの場では、筆者の夫の様子や夫婦としての経験を思い出して投入することで、男性たちの語りが発展するよう努めた。また、インタビューを重ねる中で背景知が増し、それらの利用が彼らの語りを促進するといった傾向も、たしかにあったように思われる。

ただし、聞き手が女性であるということが、身体やセクシュアリティについての語りを男性対象者に抑制した面はあったかもしれない。というのも、たとえば筆者に対して、男性性の揺らぎを明白に表現した男性は稀であったが、女性たちの語りには、ジェンダー・アイデンティティを揺るがせる夫の姿が描出されていたからである。

最後に、前述したインタビューの所用時間に関連して、「病いの語り」という視点をみておきたい。「病いの語り（illness narrative）」という言葉を世に知らしめたA・クラインマンは「患うことの経験」について、以下のように語っている。

医療人類学者たちが、世界中の社会で長年研究してわかったことは、患う（suffering）という経験の型はどこにでも見られるが、その患うことが何を意味し、その経験をどのように生き、その経験にどのように対処し扱うかは、じつにさまざまであるということである。その相違は、もちろん病気の人の個性にもよるが、文化や社会階層にもよるし、われわれの願望を制約したり、可能にしたりする特定のローカルな世界での日常的な状況にもよる。（Kleinman 1988=1996：iii）

クラインマンによれば、われわれが病いの経験について知ることができるのは、病いの語りを通じてである。その観点から、彼は「病い（illness）」と「疾患（disease）」とを区別し、「病い」という用語を使う理由を、「人間に本質的な経験である症状や患うことの経験を思いうかべてほしい」（Kleinman 1988=1996：4）からだという。他方「疾患」については、「治療者が病いを傷害の理論に特有の表現で作り直す際に生み出されるもの」と述べ、「治療者の視点から見た問題である」（Kleinman 1988=1996：6）と指摘する。別言すれば、「病い」とは患者の主観的経験・生きられた経験を指し、「疾患」とは近代医療システム内で機能する定義なのである。クラインマンは当然、両者の間の隔たりを強調している。

「病いの語り」を類型化したのは、自らも重篤な病いを経験したA・W・フランクである。彼は物語の筋書きに着目して、病いの語りの三類型を提起した。

第一は「回復の語り（restitution narrative）」である。これは、「昨日私は健康であった。今日私は病気である。しかし明日には再び健康になるであろう」という筋書きの物語で、「健康を取り戻すという筋書きを具現化していくもの」とされる（Frank 1995=2002：114）。

第二は「混沌の語り（chaos narrative）」である。フランクによれば、「そのプロットは、決して快癒することのない生命の像を描きだす」ものであり、その特徴は、「一貫した継続性を欠いているということ」にある。混沌の物語の語り手は「傷ついた物語の語り手」であり、慢性疾患の患者がその典型とされる（Frank 1995=2002：139-40）。

第三は「探求の語り（quest narrative）」である。これは「苦しみに真っ向から立ち向かおうとするもので」、「病いを受け入れ、病いを利用しようとする」物語であり、「病いは探求へとつながる旅の機会」として捉えられる（Frank 1995=2002：163）。

以上の類型はフランクも示唆するように、あくまでも理念型であり、実際の語りが常にどれかに分類されるわけではない（Frank 1995=2002：112）。しかし、こうした「病いの語り」という視点は、男性不妊をめぐる経験の語りを分析対象とする本書にとって、有用な手がかりを与えてくれるものである。現段階で一ついうとするならば、三時間以上にわたって物語を展開した女性の語りは、まぎれもなく「混沌の語り」であったと断言できる。

また、男性不妊という状態をいかに意味づけるかという観点からみると、全体としては、男性は「疾患」として、女性は「病い」として、それを意味づける傾向があったように思われる。すなわち、男性が自身の不妊を治療すべき医療の対象とみなしていたのに対し、女性は夫の不妊をより多義的に意味づけていたのである。クラインマンは、病いの意味の特徴として「多義的《ポリセミック》ないし多声的《マルチヴォーカル》で」、「病いの経験や病いのできごとは、つねに複数の意味を表して（あるいは隠蔽して）いる」（Kleinman 1988=1996：9）と述べたが、本書の女性対象者たちにとっても、夫の不妊は単なる「疾患」などではない、それ以上の複雑で多義的な意味をもっていたのである。

注

＊1　筆者がこう思った理由は、当該研究の計画を立案した二〇一五年度末時点で、日本では一九九九年の東京女性財団の調査を除くと、不妊男性自身への調査研究が皆無であったこと、また医師に協力を依頼する前にＡＩＤで親になった人たちの自助グループに協力を依頼したが叶わなかったという経緯があったことによる。

＊2　患者の紹介を「否」とした理由について、大学病院勤務医の中には「大学の規定」「倫理委員会を通す必要性」を挙げた人が複数いた。さらに「無理です、男性は」と明記した開業医もおり、当該医師のジェンダー観が窺えた（すべて自由記述）。なお四七名の泌尿器科医は全員が男性である。また、実際に紹介してくれた医師とは別の医師経由で、男性患者一名から協力する旨のメールが届き返信したが、それに対する応答はなく、結局インタビューには至らなかった。

＊3　ここでの「全国平均の世帯所得」とは二〇一七年一月一日～一二月三一日までの全世帯の一世帯あたりの平均所得金額である。ちなみに二〇一八年六月七日現在の日本の世帯総数は五〇九九万一千世帯である（厚生労働省 2019）。

＊4　医師への調査についても対象者とほぼ同様の手順を経ている。なお、本調査はすべて「お茶の水女子大学人文社会学研究の倫理審査委員会」の承認を得て実施された（通知番号 第二〇一六－四、第二〇一八－五四）。

＊5　田中一彦訳の翻訳書では、logic-scientific mode は「論理―科学的様式／パラディグマティックな様式」と、narrative mode は「物語の様式」と訳されているが、本書ではそれぞれ「論理科学モード」「ナラティヴ・モー

ド」と訳して用いる。

＊6　基本属性（表4で示した項目等）については、予め全員に「フェイスシート」をメール添付で送り記入を依頼したが、未記入者もいたため、必要に応じ適宜インタビューの場で質問を追加した。また質問項目を事前に知りたいと要望した対象者には、添付でインタビュー・ガイドを送信している。

＊7　筆者はこれまでA・ストラウス直伝のグラウンデッド・セオリー・アプローチ（GTA）を戈木クレイグヒル滋子先生（戈木 2006）から、修正版グラウンデッド・セオリー・アプローチ（M-GTA）をその開発者である木下康仁先生（木下 1999）から直接学んだ経験があるほか、KJ法（川喜田 1967）のトレーニングも受け、それによる学術論文も執筆している（竹家 2009）。

第Ⅱ部

第4章 男性は自らの不妊をどのように経験するのか

――夫の経験の考察

本章から第7章までは、第2章で設定したリサーチクエスチョンにこたえるべく、インタビュー調査によって得られた語りの分析を行う[*1]。

本章ではまず、第1のリサーチクエスチョンに基づき、男性不妊症と診断された男性たちが、自らの不妊をどのように経験し、またその経験を通じて、自己や不妊にかかわる認識ないし意味づけを、いかに変化させるのかという視点から、男性自身の語りを分析していく。

第1節では、本調査に協力してくれた男性八名が、いかにして自らの不妊を知り、患者として不妊治療を受けるようになったのかという、不妊のプロセスを時系列的にみていく。第2節では、男性対象者たちが、その不妊のプロセスで抱えた困難や葛藤、およびそれらへの対処を、妻や周囲の人々との相互作用の観点からみていく。第3節では、自ら不妊を経験した彼らが、男性不妊に対する認識や意味づけをいかに変化させ、何を問題視するようになるのかという点について検討していく。現代の日本社会において、子どもがいないということは、男性にとっていかなる意味をもつのだろうか。そして第4節にて、ここまでの分析結果を踏まえて、現代の日本社会で、男性が不妊治療を受けるということの意味や、それに伴う問題点について考察していく。

1　男性不妊治療という経験

分析の結果、男性不妊の告知から患者に至る経緯は、男性対象者八名中七名がまったく同じであった。すなわち、まず妻が婦人科で妻自身の不妊検査・治療を行い、次いで妻を介して、同院で促された夫が精液検査を実施し、男性不妊が顕在化するという流れだ。しかも、その検査結果を聞いた反応もほぼ一致している。「まさか」「他人事」という言葉の頻出が物語るように、男性不妊の宣告は、彼らにとって想定外の出来事であった。

Ah：けっこう他人事だったんで、まさか〜っていう、まちがいじゃないの〜ぐらいの。
B：自分が男性として、精子がないって聞いた時には、ショックはありましたね。奇形とか数が少ないってのはあるかもしれないけど、まさかないとは思ってなくて。
C：原因が自分にあるとわかって目の前が真っ暗になりました。落胆しました……
E：当然、問題無しという結果が出ると思っていたので、信じられませんでした。他人事だと思っていたので、しばらくは現実として受け止められなかったです。
F：私も、まさか自分が〜という感じで。もう目の前、真っ白になりましたね。そんなこと、まったく考えてなかったので。
Gh：やっぱショックではありました。ちょっと絶望的な部分も最初はあったんで。

このように七名中六名がショックを隠さないなか、Dhさんだけは「まさかゼロとは思わなくて」と驚きはしたものの、あまりショックは受けなかったという。一〇年間、夫婦二人で暮らしてきたDhさんは、その理由を「正直ほんとに二人でもっていうか、二人がいいなって思ってたので」と語る。では、なぜ彼は「男性不妊症患者」になったのか。「ここは僕の意見というより、奥さんを尊重して、やってだめだったたっていうのと、やらなかったたっていうのとでは、将来振り返った時に後悔したくないって言われて」と、妻への配慮を見せる。「治療するしないは別にして、まずは原因を調べるっていう意味で始めて。で、一通り調べて（妻が）何もなかったので、次は僕の番だと、行ってみようかってことで」精液検査を受けたところ、無精子症が判明したそうだ。とはいえ、そこは婦人科である。Dhさんによれば、そこから専門医にたどり着くまでが、まずは大変だったという。

Dh：うちではもう何もできないって、個人の婦人科では何もできないって言われて。

＊：泌尿器科で男性の治療をするってことは、ご存じだったんですか？

Dh：男性不妊の？　ああ、知らない知らない、全然もう、だから言われるがままに、というか、紹介されるがままに……県内にあんまりなくて、たまたま●●先生のホームページを見たら意外とその、実績がよかったというか……で、まずは勉強会に行かないと会えなくて。まずはウェブで勉強会の予約をするのに三か月待ち。

第1章でも述べたが、国内の泌尿器科専門医は五〇人にも満たない上に、場所も都市部に偏在している。したがってDhさん以外の六名も皆、同じような段階を踏んで専門医にたどり着いていた。中にはGhさんのように「（精子が）見当たらないっていうのが最初の診断でまして、そこから大学病院（の泌尿器科）に行って検査して、最後に専門医につながった」と、婦人科の検査後に泌尿器科を転院していた事例もあった。

泌尿器科受診者の最初の関門は、詳細な男性不妊検査（問診、視診・触診、精液検査、ホルモン検査、超音波検査等）である。婦人科での精液検査を経た彼らは、当然自身の精子の状態を知っているが、治療法まではわからない。たとえば、一口に「無精子症」といっても、精巣で精子は造られるが射出精液中に出てこない「閉塞性」と、精巣が異常な「非閉塞性」があり、治療法も精子回収率も相当に異なる（詳細は第1章を参照）。検査結果と治療法の説明を聞き、彼らはどのような気持ちになったのか。数日後にMD-TESEを受けるEさんが、「まさか受けることになるとは信じられないが、でも子どもができるなら受けようと」と語ったように、「可能性にかけてみた」（Cさん）という点は全員に共通している。だが本音では、精巣（睾丸）切開への恐怖や迷いが拭い切れないようだ。

Ah：精子いないから、睾丸あけてやった方がいいって、先天的なものじゃないから、可能性はゼロじゃないから、先生がどうするって。まぁ、俺としては切りたくないじゃないですか。でも嫁のこと考えると、少しでもいい結果が出ると思って切ってるし。まぁ、一回切ってことがすめばって思って。

B：手段としては、手術して採取できるのがあります、と聞きましてね。……当然妻も、子どもを授かるための手段としてそれしかないのであればですね、特に迷うとか検討することもないわけですから。ただ、男性として、そういうところを切るっていうのは、怖いっていうのはありました。

F：迷いはありましたけど、それせなしゃーないでしょ、ってのもありましたし。なんか、嫁がうつっぽくなったのかな。ただまぁ、原因が僕だったんで、だからその～何とかしたいって思いが強かったので、何とかしなかあかんのかな～と。

このように男性たちの語りには、「切りたくない」（Ahさん）とか「迷いはありました」（Fさん）など、できることなら手術を避けたい気持ちが見え隠れするが、他方で、「嫁のこと考えると」（Ahさん）や「原因が僕だったんで」（Fさん）のように、手術を夫の責務と解釈している胸中も察せられる。またBさんの場合は、手術そのものへの迷いはないものの、「男性として、そういうところを切るっていうのは、怖い」という語りに、精巣を男性性の象徴として捉える視点が垣間見える。

なおGhさんの場合は、精巣生検[*2]の際に精子が採取できたので手術は回避できたが、医師からは「検査した時に（精子が）いなかったら、すぐマイクロテセをやろう」といわれており、「そこは信頼して、お願いしようと。可能性がある限りは」と決めていたそうだ。

手術の結果については、回収した精子と妻の卵子を顕微授精し子どもを授かった三名（Cさん、Dhさん、Fさん）と、回収できなかった二名（Ahさん、Bさん）とで明暗が分かれた。後者の場合、通常その後の選択肢は、①AID、②養子縁組、③子どもを諦める、の三つになるが、Ahさんは③を、Bさんは①を望んでいた。「僕は二人でもいいって言うんですけど」と語るAhさんに対し、Bさんはすでに AIDを予約しており、「妻の妊娠、出産が何らかの原因でダメだとしたらですね、私は養子をもらいたい」と、子どもを熱望していたのである。ただしAhさんの場合も、「ちょっとまだ温度差がありますけど」と明かすように、妻が子どもを欲している点は同じである。

この点Dhさん、Fさん、Ghさん、および後述するHhさんは、Ahさん同様「二人でもいい」と思っていた。一方、CさんとEさんはBさんと同じように、自らも強く子どもを望んでいた。Eさんなどは、手術前の段階で「回収できなかったら親族から精子提供など、対策をいろいろ考えています」とまで、語っている。

さて、八名中一名の存在であるHhさんの事例をみてみよう。結婚直前に糖尿病が発覚し、それが原因で「逆行性射精」であることが判明した彼の場合は、そもそも精液検査を受けること自体に相当な葛藤があった。

Hh：最初の検査の時は、奥さんに何も言わずに行って。もし嫌な結果だったら、何も言わんとおこうって。とりあえず自分だけ情報知っておこうって、一回予約とったけど、怖くてキャンセルしたんです。やっぱ自分に原因があるって突き付けられるんじゃないかっていう、不安があって怖くて。仕事で行けなくなりましたって、嘘ついて。ほんとは怖くて逃げたんですけど、数字で出ちゃうとほんとになんか絶望しそうな気がして一回逃げちゃって。で、行ったら（運動率のいい精子が）０％って言われて、まあもう、俺が原因なんだなって……だいぶ悩みましたね。（妻には）伝えなかったんです、その時は。ちょっと経ってから、恐る恐る伝えました。

検査に協力的だった先の七名と比べ、なぜHhさんは、これほどまでに検査を嫌ったのだろうか。それは、彼だけが自身の男性不妊を予測していたからであろう。彼は糖尿病治療のために通院していた内分泌科医に逆行性射精の可能性を指摘され、「すごく不安になって、どうしたらいいですか」と尋ね、泌尿器科医を紹介してもらっていた。すなわち、思い当たる節があって「嫌な結果」が予想されるからこそ、彼は検査を恐れたのである。

検査の結果は予想以上に厳しく、妻に告げることすらためらわれたが、そこからHhさんは、「運動したり野菜食べたり、いいって言われてることをやって」「逆行性射精を改善する薬を処方していただいて」夫婦で努力した結果、二年弱で自然妊娠に至る。ただしその過程は、「奥さんの力が強くて、僕一人ではつぶれてた」と語るように、妻に牽引されてのものであり、「僕はそこまでじゃなかったんですけど、奥さんが、すごい（子どもを）欲しいってことで」と、妻の熱意に押されてのものであった。

このように、本書の男性対象者八名の妻たちは、全員が妊娠・出産を切望しており、その思いは夫たちを不妊治療へと駆り立てていた。つまり、夫たちは「妻のため」に不妊治療を受けるようになっていたのである。

2　男性不妊にまつわる困難や葛藤

妻との関係性

では、夫たちは不妊治療の過程で、妻に対してどのような思いを抱いていたのだろうか。全員に共通していたのは「申し訳ない」という思いであり、しかもそれは、複数の文脈で語られていた。たとえば、自分が原因で子どもができないことや、自分のせいで妻が周囲からプレッシャーをかけられること、精子が回収できても自然妊娠が不可能である限り、妻に多大な身体的負担をかけることなどに対してである。

B：夫婦の普通の子どもがダメだってわかった時の、自分もそうですけどね、妻のショックを見ますとね、申し訳なく思いますね。ほんと残念だな〜と思いますね。

Gh：（妻は）普通に妊娠できると思っていたと思うので、そんなこと（顕微授精に伴う採卵や胚移植）をさせてしまうのは申し訳ないと思う。

Hh：周りから「まだなの」とか、よく言われるみたいなんですけど、ただ申し訳ないとしか……向こうの両親にも、もしできないと申し訳ないなってのがありまして。

このように、彼らは妻への申し訳なさを抱えつつ不妊治療を受け、Bさんのように精子の不在が確定した後も、その思いを抱きながら夫婦として暮らす夫もいれば、以下のように「離婚を考えた」と語る夫たちもいた。

Ah：タマ切った時、もうできないんだから気にしなくていいよ、自分が母親になれる人生を考えた方がいいよって言ったんですけど、（妻が）それはいいって言うから。

F：僕が（精子が）ないとわかって、それでも（子どもが）欲しいと思ってるんだったら、もう離婚しようと思ってました。（妻が）まだ産めるうちに。

Hh：僕の中では考えましたよ、離婚。やっぱ申し訳ないって思って。（妻は）ずっと子どもが欲しいって言ってて、僕のせいでできないのは申し訳ないと思って。（子どもを）熱望するのであれば、それは僕ではないのかな～という思いもありまして。

東京女性財団による一九九九年の調査では、男女共に「不妊検査の結果、原因が自分にあることが明確になった場合には、罪悪感にとらわれることが多」く、特に男性の場合、「妻の方が自分よりも強く子どもを欲しがっているとすれば、罪悪感はさらに倍加する」と報告されている。実際、調査参加者の中には「夫から『別な正常な男と結婚すりゃあいいだろ』などといわれたという経験を語っている女性」もいたという（江原 2000：214–5）。

たしかに先の三名の語りにも、何らかの罪悪感はにじみ出ている。「申し訳ない」という言葉、そして何よりも、男性不妊であることを理由に「離婚」を切り出すという発想自体に、夫としての義務を果たせないことへの罪悪感が読み取れる。しかし他方、彼らの語りには、その「夫」という役割からの離脱を企図する意思も窺える。というのも、彼らはこの時点で、子どものいない人生でも構わないと考えていたからである。

手術の結果、精子の不在が確定したAhさんが「二人でもいい」と考えを変えたこと、「僕はそこまでじゃなかった」というHhさんが、妻の熱意に押されて治療を続けていたことは、前節ですでに述べた。またFさんの語りは、無精子症の告知から手術までの間の心情を述べたものだが、実は、彼は思春期に大病を患っており、「男の子が産まれたら遺伝するよって言われたんですよ。だから正直僕は、子どもはいなくていいと、つくったらダメだと思ってた」という事情を抱えていた。

このように彼らの場合、夫と妻とでは、子どもへの欲望の程度に相当な差異があった。「離婚」という発想は、彼らの罪悪感から生起したものかもしれないが、妻の希望をかなえるための方法であると同時に、彼ら自身が「夫」役割を降りられる手段としても捉えられる。なぜなら、子どもを産ませることが夫の役割とみなされている状況での「離婚」の提案は、子どもを望まない男性にとって、有効な戦略になり得るからだ。すなわち、仮に妻が離婚を拒否すれば、産ませることは夫の役割ではなくなるし、妻が同意すれば、彼は「夫」そのものから離脱することができ、いずれにしても「産ませるべき」という規範からは、逃れられることになる。

男性不妊治療による夫婦関係への影響については、「結果的に子どもを二人も授かれて、夫婦の絆も強まったと思います」と、回顧的に語ったCさんをはじめとして、肯定的に価値づける人が大半だったが、Fさんのように「あんまり変わらない、普通ですね」と、特段変化を認めない人もいた。また、夫婦の関係性にかかわる語りとして、妻への感謝を表す人も少なくなかった。たとえば、手術を控えているEさんは、「奥さんが気丈にふるまってくれるので助かります、何よりも支えになります」と述べ、現在精子を凍結保存しているGhさんは、「今の妻だから、ここまでこれたのかな～と思います。たぶん違う女性だったり、もっと若い時に結婚してたら、厳しかったのかな～と思うこともあります」と妻を評価する。

もっとも、中にはよりリアルに「夫婦の関係」を語る人もいた。

＊：そういう（不妊の）ご経験は、ご夫婦の関係にどのような影響を及ぼしましたか？

B：あの～まぁ、いわゆる夫婦の、あの夜の生活については、やはり変わりました。正直言ってそれまでは毎月基礎体温を測って、そういう行いをしていましたけど、それはほぼなくなりましたね。それについては、私も申し訳ないって思う面もあるんですけど、ただまぁ、本音はどうかわかりませんけど、お互いその辺は淡泊なのかもしれません。なので、それが夫婦間であんまり問題にはなってないのかな～と思います。あと、普段の関係については……それなりに楽しくやってますので、何か特別表面上変わったってことはないですけど、ただ夜の生活というものは、ほぼなくなりました。

このようにBさんは、夫婦の関係を、第一に「夜の生活」と解釈している。実はこの応答は、聴き手である筆者にとっては、想定外の語りであった。それはつまり筆者自身が、一般に異性間ではセクシュアリティの話題は避けられるといったジェンダー・バイアスを内包していたためであろう。しかし、考えてみれば当該調査のテーマは「男性不妊の経験」であり、それはとりもなおさず「生殖行為の経験」にほかならない。したがってBさんが、調査の趣旨を理解して真摯に応えてくれたことは明白であり、それにより、他の男性からは引き出せなかった貴重な当事者の内実が語られたことに疑いはない。

では、その貴重な当事者の内実とは何だろうか。ここではBさんが、「夜の生活」はほぼなくなったけれども、「普段の関係」には変化がないと捉えている点に注目したい。そこには、精子の不在が確定した今、彼が「生殖のないセクシュアリティ」を、ほぼ必要としていないことが垣間見える。しかも彼は、妻も自分と同じように「夜の生活」を意味づけていると考えている。だからこそ、彼は「普段の関係」は変わらないと述べたのだ。ただ、彼自身も「本音は」「表面上」という言葉を用いているように、妻の本心を把握しているわけではない。次節でみるように、Bさんは妻との年齢差が大きいことから、自らの死後をも想定して、何とか妻に子どもをもたせたいと思慮しているのだが、実はその思いを妻には告げていない。ということは、夫婦が互いを慮って「表面上」つつがない日々を暮らしているという可能性も、なくはないといえるだろう。

A・メルッチは一九八九年の著書『現在に生きる遊牧民《ノマド》』で、「二〇世紀が終わろうとする現在、生殖はもはやその自然的根源から乖離され、完全に社会的産物の領野に帰属している」(Melucci 1989=1997：190)と看破し、避妊と人工授精をはじめとする生殖技術の二つが、「生殖のないセクシュアリティ」と「セクシュアリティのない生殖」を具現化しつつあると指摘した。Bさんの事例は、後者を選択したことの結果として、前者の営みすら不要になるといった、まさに現代的な夫婦の現実を体現しているのである。

男性不妊にまつわる社会的困難

続いて、男性が自分自身の不妊を通して抱える社会的な困難についてみてみよう。男性不妊の告知や手術に伴う衝撃や葛藤については、すでに前節で検討したので、ここでは診療の場以外の文脈、特に職場や周囲との人間関係に着目して語りをみていく。

先行研究では「男性不妊の当事者は語らない」（江原 2000；田中 2004）と強調されてきたが、本書の男性対象者たちはどうだったのか。とりわけ、勤務時間内の通院を余儀なくされる会社員の場合、仕事と治療を両立させる上で、自身の不妊を明らかにする必要はなかったのだろうか。また明らかにした場合、何か不快なことはなかったのだろうか。

結果は、上司や親しい同僚、友人に開示した男性が四名（Ahさん、Bさん、Dhさん、Ghさん）、非開示が四名（Cさん、Eさん、Fさん、Hhさん）と半々に分かれた。だがいずれにせよ、職場や周囲の人との関係において、特に問題は生じなかったという。Bさんが語るように、男性の治療は女性とは異なり、連日の通院や施術を繰り返す必要がないため、休暇を調整しやすいというのが、その理由であろう。手術当時、単身赴任をしていたFさんは、「金曜の夜（自宅に）帰って、土曜日に病院で（精子を）採って、日曜の夜に（赴任地に）帰るってのをやった」と述べたが、彼ほどの強行軍は稀な例だとしても、男性の不妊治療が仕事に支障をきたすものでないことは、たしかなようである。

Bさんの場合は、金曜日に休暇をとって入院し、同日午後からMD-TESEを受け、翌日に退院という予定を組んだ。ただし「仕事に出れるかどうか、もちろんわからなかったので、会社の上司にはそのままストレートに話をしました。場合によっては月曜に出社できないかもしれないということはですね」と、前もって状況は説明していたという。

＊：Bさんが不妊治療をしていることは、その時点で初めて打ち明けられたんですか？

B：なかなか良くしていただいている方でして、二人でお酒を飲みにいく機会などでいろいろそういう話はしてましたんで、以前から治療してるって話はしていました。

＊：職場では、その上司の方以外にもお話されたんですか？

B：ええ、もちろん内容が内容なのでみんなに言うわけじゃないですけど、ざっくばらんに何でも話すような仲間が何人かいますので、何人かにはそういう話はしてました。逆に私よりちょっと年上の女性の方でですね、旦那さんの精子に問題があって、何回も体外受精されて、労力も時間もお金もかけたけど結局諦めたという方がおられて、事前にそういう話も聞いておりましたので、比較的話しやすい環境ではありました。

＊：あぁ、そうすると、職場で困ることとか、社会的な困難っていうのは？

B：そういうのは、特にないです。逆に男性でですね、会社でそんな不利益になるとか、たとえば長期の休みとかが何回も必要となれば、それは別かもしれないでしょうけど、でなければそんなに、何か困ることは、私は個人的にはなかったですし、まぁ、あと「子どもはまだできないのか」って、わざわざ男性に言う人もいませんしね。

このBさんの語りからは、良好な間柄でかつ同じような境遇の人がいると、男性でも「話しやすい環境」になり得ることが窺える。ただし、良好な間柄というだけでは、話しやすくはならないようだ。たとえばDhさんは「信頼できる人」には話したが、相手の反応は「へーってぐらい、あんまりですよ」と淡泊なもので、Ghさんも「ほんとに親しい友達」に話したところ「大変なんだ〜で終わっちゃう」と、男性間での会話にならない様子を語る。要するに、男性は「そういう（男性不妊の）状態にあるってことは想像しない、考えたこともないと思いますよ、みんな」（Fさん）ということなのだろうか。だとすれば、日本ではいまだに「男性たちの不妊に関する経験は、社会的に共有されない」まま、「不妊は女性の問題」という社会通念が維持されている（江原 2000：209）ことになる。

他方でこうした現状は、「不妊男性は不可視性をおおいに享受している」（Barnes 2014：160）としたバーンズの主張を支持する側面もある。「『子どもはまだできないのか』って、わざわざ男性に言う人もいませんしね」と述べたBさん同様、子どものことを詮索されて不快になったと訴えた男性は、ほとんどいなかったからである。いわゆる「新婚」で年齢が若いと、職場や近所の人に「（子どもは）まだか」と声をかけられるという事例はあったが、当のAhさんとEさんは、それを困難とは捉えていなかった。例外的なのはHhさんである。夫婦だけの秘密にしていた彼の場合は、親から「子どもまだなの」といわれることもあったが、親よりも不快なのは妻側の親戚の言動であったという。

Hh：親戚とかに会うと「まだなの」ってずっと言われて、それがもう嫌で嫌で。向こうの親戚は、けっこう僕にも「まだか」って。で、まぁ「近いうちに」としか言えなくて、それが嫌で嫌で。うちの場合は僕が原因ってわかってたから、余計に「まだなの」って聞かれて僕がたぶんショックを受けてたんだと思います。これがもし、奥さんに原因があれば、また違った感情になってたと思うんですけど、僕側に原因があったから言い方悪いですけど、「ほっといてくれよ」みたいな感じになっちゃってましたね。

こうしたHhさんの不快感がどこからくるのかはわからない。ただいえることは、対象者間における彼の特異性である。前節でみたように、専門医を来院した経緯もその症状も、他の七名とはまったく異なっていた。加えて、「やっぱ男として（運動率のいい精子が）0％って言われるとショックですよ。僕、家に帰ってちょっと泣きましたもん」と語るなど、彼だけがジェンダー・アイデンティティの揺らぎを、端的に表現したのである。

ただし、こうした男性不妊をめぐるHhさんの現実は、実は本書の限界とも関係するのだが、他の対象者たち以上に、今の日本社会における男性不妊の現実を表している可能性が高い。というのも、「男性の一〇人に一人は精子に問題を抱えている」といわれる今日の日本で、無精子症の人は「一〇〇人に一人」であるのに対し、圧倒的多数の男性は乏精子症、すなわち精子の数や運動率に問題を抱えているからである（石川 2011；『東洋経済』二〇一二年七月二一日号、四七頁）。つまり「逆行性射精」と診断されたHhさんの事例は、射出精液中に精子がいるという点で、他の七名に比べると、はるかに男性不妊の一般的な症状に近いものなのである。とはいえ、本書の男性対象者間では、そうした事例は彼一人であること、また第6章でみていくが、たとえばNさんの夫のように「精子無力症」と診断されても、否定的な感情をまったく見せなかったという男性もいることを踏まえると、やはりここでのHhさんの現実は、不妊男性の多様な現実の一事例に過ぎないと捉えた方がよいのかもしれない。

以上みてきたように、本書の男性対象者たちは、妻との関係においては葛藤を抱えていたが、その他の人間関係のなかでは、困難に直面することはほとんどなかった。少なくともHhさん以外の七名は、職場や周囲との関係において生じる困難を、筆者に対して語ることはなかったのである。別の見方をすればこのことは、現代の日本社会において子どもがいないということは、男性にとって特段の困難や不利益をもたらさないということでもあろう。

3　男性不妊の経験による認識の変化

ここまで、周囲との人間関係を中心に語りをみてきたが、本節では、男性不妊を経験したことでもたらされた、男性たちの認識や価値観の変化について考察していく。前節でみたように、男性にとって子どもがいないということは、社会的な困難をもたらすものではなかったが、男性自身は不妊を経験して、それをどのように意味づけるのだろうか。

男性は「子どもがいないこと」をいかに意味づけるのか

第1節において、対象者八名のうち自らも強く子どもを望んでいた男性は三名、その他の五名は「二人でもいい」と考えていたと述べた。前者の三名（Bさん、Cさん、Eさん）は共に結婚前から子どもを望み、その理由を一様に「子ども好き」と語ったが、後者の五名が「二人でもいい」と思う理由は、それぞれであった。一〇年間の「二人暮らし」に満足していたDhさん、一〇代で大病を患い子どもをもつことを忌避していたFさん、子どものいない夫婦が身近にいて、その生き方や利点を認めていたHhさんに対し、AhさんとGhさんは、結婚すれば子どもが産まれるというイメージをもっていた。つまりこの二名は、男性不妊と告知されてはじめて、夫婦だけの生活を思い描けるようになったのである。

以下では、子どもがいないということへの、男性の意味づけの実際をみていくが、ここでは、それが最も鮮明に語られた事例、すなわちMD-TESEを実施した結果、精子の不在が確定した二つの事例を取り上げる。

まずは、同席で調査に応じたAさん夫婦の語りをみておきたい。二人は同級生として出会い、「高校の時からひっついたり離れたり、腐れ縁みたいな」（Ahさん）夫婦だという。

Ah：僕は割り切っちゃってるんで、今はそんなに苦ではないんですけど。

＊：でも、お子さんのいる人とは付き合いづらい？

Aw：私がへこんでるのを見ると辛いんだよね。

Ah：そうそう、僕は子ども好きだから、遊んじゃうんだけど、同級生の集まりとか。でも、本人は気まずいから。

＊：今ちょうど出産ラッシュの時期ですもんね。

Ah：田舎なんで、何でも保育園とか小学校の集まりとかって、一番辛い時だと思う。

Aw：う～ん、ママ友には入れないし、ママ会には行けない……そうやってへこんでるの見ると、いろいろ考えちゃうのかなって。

Ah：う～ん、とは思うけど、でも、それだけじゃないと思うし。別に死ぬわけじゃないし、逆に子連れの人ができないことやってってって。なんかこのことばっかり、お金や時間使うより、二人で旅行、行ったりとか、いろいろすればいいって思うんですけど。

ここであえて夫婦の語りを紹介したのは、子どもがいないことへの意味づけが、夫婦間で明らかに違う事例だからである。Aさん夫婦の場合、不妊原因は妻にもあるが、それは精子の不在に比べれば、深刻なものではない。にもかかわらず、子どもがいないことで苦しんでいるのは妻で、夫はむしろ肯定的に意味づけている。もともとは大も自分を育てた親をイメージして結婚したのだが、男性不妊が契機となり価値観を転換させたという。

Ah：結婚して子どもが産まれて育てて、子どもたちを東京の大学へでも出して、また帰ってきてって、そういうものだと思ってたから。それがまるっと覆ったんで、もっと視野を広く挑戦していくっていうか、それだけが人生じゃないんだって気がついた。

ただし先述したように、妻とは「温度差」がある。Awさんは「やっぱり（子どもが）いない人生が考えられなくて、最終的に養子縁組も頭の片隅にあって」と語るのである。

Ah：精子提供も考えたんですけど、はたしてその子が、言い方悪いですけど、その子が五体満足で健康に産まれてくれれば育てられても、障害をもって産まれてきたら、どっかで投げちゃうんじゃないかなって不安もあるし。まして東京なら気にならないことでも、田舎の狭いコミュニティだと皆に説明しても、悪く言う人はいるだろうし、隠してても似てこなかったらね。うち商売やってて、僕で四代目になるんで跡取りのこととかも考えたんですけど、まぁそればっかりじゃないと思って。……俺はエゴかなって思う時もあるんですよ。いい車が欲しいってのと、新しい家が欲しいってのと、一緒にしたらいけないけど、子どもを欲しいっていうのはエゴの部分があって。はたして養子もらったとしても、その子たちが大きくなって、本当のお父さんは誰って言われても困るし。言うか言わないかは別としても、僕らのエゴだけで育てても……

このようにAhさんは、子どもへの欲望を「エゴ」と意味づける。ここでのエゴとは、利己的という意味であろう。この語りを隣で聞いていた妻は、苦笑するのみであった。

対照的にBさんは、あくまでも子どもをもつことにこだわっていた。

B：(手術後) 数か月はどうしたもんかな～と。時間もたって、ちょっと自分たちで調べたりして、先生に聞いたら、ご希望の方には（AIDができる病院を）紹介しますと。じゃぁ是非お願いしますということで、紹介状を書いていただいて。……私は（養子も）考えましたけど、やはり妻は、まだ出産も可能でしょうし、自分の子どもが欲しい、自分が出産したいと。養子だと何かあった時に、自分の血のつながりのない子に、無償の愛を注ぎ続けられるかってことに不安があったようです。私は、自分の年齢のこともありますので、養子も考えましたけど、妻としては希望しませんでしたね。

＊：Bさんご自身は、精子提供に抵抗はないんですか？

B：私は大きな抵抗はないですね。というのは、あくまでも目的が、妻が出産して子どもをもつということで考えると、自分自身の遺伝子を残すことが、現状では不可能ってわかった以上、手段としてはないわけですので。ですから第三者の方から提供を受けるってことに、そんなに大きな抵抗はないです。

このようにBさんは、子どもをもつ手段にはこだわらない。なぜ、そうまでして子どもが欲しいのだろうか。

B：子どもをもつことによってでしか経験できないこととか、自分自身が人間的に成長したり勉強したりすることもあるでしょうし。またこれから先、私も四〇を過ぎてくると衰えも感じてきますよね。で、将来的に自分が衰えた時にですね、家族、子どもがいると心強いな～と思うようなこともありますしね。あと、私もちょっと妻と年齢差がありますからね。普通にいくと、私の方が先に老いてですね（笑）、自分が、まぁ順調にいけば早く、おそらく一〇年、一五年、私が死んだ後に妻の人生はあると思いますんで、そこにこう、独りにさせるのは忍びないなという思いはあります。

この語りには、Bさんの妻への思いがにじみ出ている。子どもを望むのは、自分のためでもあるが、それ以上に妻のためでもある。だからこそ彼は、養子ではなくＡＩＤを優先したのだ。Bさんは、自らの男性不妊を経験して「子ども観」が変わったと語る。

Ｂ：子どもというものに対しては、考えが変わりましたね。以前は、結婚して自分たちの子どもが自然にできて、育てるのが普通と思ってましたけど、なかなかそうはいかない。……子どもがいるのが自然、ではなくてですね。ほんとにその、自分の子じゃなくても、先ほど養子とかＡＩＤとかって話がありましたけど、そういった形でも、自分の子に変わりはないと。自分の遺伝子がなくても、私たち夫婦のなかで育てれば、それはもう自分たちの子どもなんだって、そういう気持ちにはなりました。

このように、Bさんは「子ども」への意味づけを変化させ、より広く解釈するようになっていた。これは、子どもへの欲望を「エゴ」と表現したAhさんとは、逆のベクトルのようにみえるが、なぜ両者の間には、このような違いが生じたのか。

改めていうまでもないが、居住地や職業をはじめ、あらゆる環境が異なるため、両者を単純に比較することはできない。だが、彼らの語りからは、本人の年齢と妻との関係性が最大の要因であることが読み取れる。Bさんは四〇歳で八歳年下の女性と結婚し、現在四四歳である。前述したように、彼は自分の老後のみならず他界後の、妻の人生をも案じて子どもを切望していた。他方Ahさんは二八歳で同級生の女性と結婚し、現在三〇歳である。まだ若い彼にとって人生は先が長く、「それ（養子縁組）より、だったら二人で海外でも移住してとかって」という発想も出てくる。つまりBさんは「子ども観」を変え、Ahさんは「人生観」を変えたのである。

以上、わずか二例ではあるが、男性たちの「子どもがいないこと」への意味づけについてみてきた。前節でみた「男性不妊」と同じように、子どもがいないことをめぐっても、仮に男性が葛藤を抱えるとしたら、それは妻との関係においてのみで、社会的な困難が生じる可能性は低い。ただし、年齢や妻との関係性によっては、子どもがいないということが、男性の生き方を転換させる契機になり得ることも示唆された。

当事者は「男性不妊」の何を問題視するようになるのか

ここまで断片的ではあるが、本書の男性対象者たちが、自身の不妊を経験するなかで、男性不妊に対する認識や意味づけを変化させていることが明らかになった。そこで以下では、彼らがその経験を通じて、何を問題視するようになったのかという点に照準し、語りから「男性不妊に関する意見」を抽出してみたい。

彼らの意見は大別すると、「保険診療の要請」と「男性不妊の認知度を高めるべき」という二つに集約された。前者については、所得の多寡にもよるが、特に若い世代にとっては切実な問題であり、八名中六名が言及した。序章でも述べたように、女性に施術する体外受精・顕微授精に加え、近年は無精子症男性の精子採取術にも助成制度を設けるなど行政も支援に力を入れてはいるが、当事者からすると「健康保険が効かないのは経済的苦痛」（Eさん）ということになる。また、あまり知られていないが、投薬でも保険適用外のケースがあり、Hhさんは「薬が一粒で五、六千円とか、一〇割負担だと診察代が六千円くらいで毎回三、四粒で二、三万円の支払い。なので厳しいと二粒しか買えなくて」と訴えていた。

さらに、後者の「認知度」については、全員が触れており、同時にそれは、本調査への協力を承諾する動機にもなっていた。

B：自分がその立場になって調べないと、知識なり手段なりがわからないので難しいですよね。学校で教えることでもないんでしょうけど、教えられるんだったら教えたらいいですよね。正確な知識を持った上で、子どもをもつかもたないか、結婚するかしないかも、知識を持った上で選択できるんだったら、その方がいいですし、逆にそういう知識がないので女性にばかり心無い言葉がかけられたり、偏見じみたものがあったりとか、そういうことも知識を皆さんが持たれれば減ると思いますよ。

C：もっとメディアで取り上げるべきだし、恥ずかしい事でもないので、妻と同時進行で、男性もどんどん検査を受けて欲しいと思います。

E：私自身、男性不妊というキーワードは縁の無いものだと思っていましたけど、結局みんな、自分がなってみない限り関心をもつことは少ないかもしれません。正直、女性に比べると認知度が低く、孤独感を感じます。

F：もっと知られた方がいいですよ。たぶん女性だけで抱え込んでるケースが多いし、情報がないと動けないと思うんで。僕みたいな話ができればいいと思いますけどね。男同士は（不妊の）話なんかしない、まさかそんなこと誰も想像もしない。

Hh：一〇〇％そう（女性の問題）だと思ってました。男性不妊っていう言葉さえ知らなかったですから。できなければ、奥さんが悪いんだろって感覚でした。僕はそうなったから、調べて知識が増えたけど、男性不妊がもっとメジャーにならないと……

ここで指摘されているのは、認知度の低さによる弊害である。しかもそれは、自分だけでなく妻の身にも、ひいては女性全般にも及ぶ弊害として認識されていた。ただし、本人が置かれた状況によっては、心境の違いも推察される。CさんとFさんは、精子採取術を経て顕微授精で生まれたわが子に、「どうやって生まれてきたか説明したい」と語るほど男性不妊を「オープンにすべき」と主張する。他方、数週間後にMD-TESEを控えていたEさんは、「男性不妊に関心を持ってもらえて嬉しい」「少しでも周りの人に私の気持ちを知ってもらいたい」と語り、妻以外の誰にも語れない辛さを漂わせていた。先行研究では、男性不妊の当事者は「語らない」と繰り返し指摘されてきたが、渦中にいるEさんの声からは、「語らない」のではなく「語れない」のだという心情が窺われるとともに、「語れる場」の必要性も示唆されたのである。

4　男性が不妊治療を受けるということ

以上、本章の分析から明らかになった点をまとめると、次の三つに大別される。第一に本書の対象者においては、ほとんどの男性たちが「妻のため」に不妊治療を受けていたこと、それゆえ第二に、男性不妊をめぐって彼らが抱える困難とは、妻との関係においてであり、社会的な問題が生起することは極めて少ないということ、そして第三に、不妊治療を経験した男性たちが、最も重要な問題であると指摘しているのは、「男性不妊の社会的認知の低さ」だということである。以下では、これらに深く関連しているジェンダーの視点から、分析結果をさらに掘り下げてみたい。

まずは、語りから浮かび上がった「妻のため」という意識の背景を考察する。「夫のため」という妻の語りに注目した西村（2004）は、それが「夫への愛情表現」である一方、根底には妊娠・出産へのプレッシャーがあると述べたが、江原（2000）によれば、この「産めというプレッシャー」は、女性が抱く義務感と罪悪感から生じており、それこそが女性を不妊検査・治療に追い込む源泉だという。つまり「生殖は女性の問題」という社会通念が浸透している社会では、この「社会通念が多くの女性に『産む』ということを自分の『義務』『役割』と感じさせており、その義務を果たせないことに伴う罪悪感が、プレッシャーを生じさせている」（江原 2000：211）というのである。

本書の男性対象者の妻たちも、そうした義務感や罪悪感ゆえかは不明だが、八名中七名が夫より先に不妊検査を受けていた。「周り（に子ども）ができるとか、親から言われるとか、そういうプレッシャーもあったと思う」と、妻の心境を察するFさんの語りもある。

翻って、前述の二つ目とも関連するが、この社会通念に縛られない男性たちは、生殖上の義務や役割をどう捉えているのだろうか。ここで注目したいのは、全員が抱いていた「申し訳なさ」と、三名（Ahさん、Fさん、Hhさん）が口にした「離婚」への示唆である。

たしかに江原（2000）の指摘どおり、自発的に不妊検査を受けたり、原因不明の場合に罪悪感にとらわれるのは、圧倒的に妻が多い。ただし本書の夫たちが、男性不妊の判明後、罪悪感を抱いていたのも事実である。彼らはジェンダーの作用のもと、社会通念によるプレッシャーとは無縁でいられても、家庭内のプレッシャーからは逃れられない。妻が子どもを切望している限り、男性不妊治療を受けることは「妻への愛情表現」であり、「夫としての義務」なのである。江原は、主に女性を見据えて「不妊という問題は、単に『子どもを持つ持たない』という問題なのではなく、夫婦関係の問題でもある」（江原 2000：215）と述べたが、まさにそれは、本書の夫たちの状況でもあった。とりわけ、夫婦二人の人生でもいいと思っていた三名（Dhさん、Fさん、Hhさん）にとって、不妊は夫婦関係の問題にほかならない。なぜなら、そもそも子どもを望まなければ、不妊にはならないからである。この三名のうち二名が離婚を考慮したのも、だからこそであろう。子どもや孫をもうけることが夫の義務と考えるからこそ、彼らは離婚を視野に入れつつ、治療を受けたのである。

古来「子無きは去る」といえば、もっぱら妻を責める言葉であったが、今日、妻や義父母が子どもを切望する姿は、夫を責める圧力となり得るのかもしれない。しかし一方、皆婚規範が希薄化し、離婚に対する忌避感も低下している現代の日本社会では、その圧力はむしろ離婚を正当化する資源として、男女双方から利用される可能性もある。

次に、当事者が問題視した「男性不妊の社会的認知の低さ」について考察する。これは本書のみならず、湯村らの当事者調査でも三四名が自由記述しており（湯村編 2016：119）、当事者の声としては看過できない。男性不妊は近年メディアでも目にするようになったが、内容も報じられ方も不十分なのであろう。実際、本書の対象者でも、男性不妊を泌尿器科医が診ると知っていた人は皆無であった。だが、湯村ら（2016）の調査によると、泌尿器科医の介入には、精液所見の改善と、それによる治療のステップダウンの可能性が示唆されている＊3。すなわち、認知度の上昇は、当事者だけでなく医療経済的にも重要なことなのである。

他方、社会的認知の低さは医療面だけでなく、さまざまな面にも波及していた。たとえば、最初の精液検査の結果を聞き、ほとんどの男性はショックを受けていたが、認知の低さはその一因にもなっていた。中には「ショック」の前に「男性として」という言葉を用いた人（Bさん、Hhさん）もいて、ジェンダー・アイデンティティが揺らいだ可能性は否めない。しかし、Bさんの「個人的なショックよりも、夫婦の子どもをつくれるのかなって、諦めなくちゃいけないのかなっていう意味でのショック」という語りを聴けば、彼にとっては、男としてよりも子どもをもてないことの方が、よりショックが大きいことがわかる。その後Bさんは、再検査でも無精子症と診断されたのだが、そこで精子採取術があると知り希望をつなぐ。つまり彼は、情報によって救われ、手術を受けることでショックを軽減させたのである。このことは、たとえ男性不妊が判明しても、社会的に認知されており、あらかじめ適切な治療法が周知されていれば、男性のショックの程度が軽減されることを示唆している。

また、手術直前に語ってくれたEさんの「孤独感」という言葉も、認知の低さに関連している。自助グループや行政の相談窓口などは女性専用の雰囲気があり、男性には敷居が高い。湯村らの調査でも「男性が、気軽に相談に行ってもいいなと思える病院の情報相談窓口」を求める声があったが、そもそも日本には男性不妊の専門医が少ない。同調査では、他にも「精神的に落ち込んだ」など精神的負担を挙げた人が一七名、相談できる場がなかったという人が九名おり、その結果、夫婦関係の悪化やセックスレスに至った人も九名いて、男性に対する心理的なケアの欠落が窺われた（湯村編 2016：120）。手術を前に不安や葛藤を抱えたEさんは、本調査を「ありがたい」と評したが、その意味で、男性にも心理的ケアが求められる。五名の手術経験者によれば、精巣切開への恐怖や苦痛は、男性特有の強烈な感覚だということだが、そのような手術に伴うダメージについては、従来ほとんど語られてこなかった。ジェンダー規範による女性側の被害は早くから注目されてきたが、このような男性側の被害、すなわち男性不妊に対する社会的認知の低さゆえに、誰にも相談できず独りで問題を抱え込んでしまうといった男性の一面や、精巣切開に伴う心理的・身体的苦痛についても、もっと知られる必要があるのではないか。

不妊治療をめぐる男性の語りをメディアで探すと、主に採精やタイミング法にまつわる彼らの困難が見出せる。つまり、精液検査や人工授精・体外受精の際に、無理やり精子を採取する辛さや、妻から排卵日に性行為を強制される苦痛などである。不妊治療にかかわる、こうした男性の声が重要であるのは無論だが、実はそれらの大半は婦人科での治療に伴う経験であり、必ずしも男性不妊の当事者である男性に限らない。一方、本書の対象者たちの語りの中心は、泌尿器科での経験によるものであった。とりわけ、無精子症の患者が過半数を超えていたため、精巣切開を強いられる精子採取術についての男性の心理的苦痛が明かされ、新たな知見を提供することができた。「不妊男性への侵襲的な生殖医療技術の心理的な影響に関する研究は、いまだ看過されている」（Wischmann & Thorn 2013：241）という指摘を踏まえるなら、その一端でも示せたことは、本章における意義と捉えられよう。

以上、本章では不妊男性の語りから、彼ら自身の不妊経験およびその経験による認識の変化をみてきた。次章ではその経験の中でも、特に精子採取術をめぐる身体経験に着目し、診療というミクロの場に生起する状況を、当事者のみならず医師の視点からも考察していく。

注

＊1　本章以下の語りの引用にあたり、対象者の名前はアルファベットを用いた仮名（表4に対応）で、筆者の発話は「＊」で表記する。また「……」は省略部分ないし語尾などに伴う余韻を表す。筆者の補足や注記は（　）で示すほか、特に強調したい語りには下線を引いている。

＊2　精巣生検は造精機能の評価のため、精巣組織を採取する検査だが、近年では精巣へのダメージが危惧され精子採取術と同時に行われることが多い（湯村編 2016：40）。

＊3　不妊治療は保険診療可のタイミング法に始まり、保険外診療の人工授精→体外受精・顕微授精へとステップアップしていくのが一般的だが、それに伴い女性の身体的負担も治療費も増加していく。不妊治療では、たとえ男性に問題があっても、排卵誘発や採卵等の身体的負担を引き受けるのは女性であるため、ステップダウンはそうした女性の身体的負担および経済的負担の軽減になる。泌尿器科専門医の介入で精液所見が改善すれば、婦人科医に顕微授精の適応とされた場合でも、自然妊娠する可能性がでてくるのである。たとえば、男性不妊症患者の三割に存在するという精索静脈瘤（精巣の静脈の血液が逆流し、こぶのようなものができた状態）の場合、泌尿器科医が行った計五四七一例の手術の解析では、術後の妊娠率が平均三六％、精液所見の改善率が平均五七％と報告されている（石川 2011：83）。精索静脈瘤は乏精子症の原因となるため、手術しなければ人工授精や体外受精の適応とされるが、手術すれば自然妊娠も期待でき、ステップダウンにつながるのである。

第5章　不妊治療における男性身体の意味づけ

――身体経験の考察

　本章の課題は、不妊治療の場における男性身体の意味づけを考察することである。前章でみたように、本書の男性対象者八名は皆、ジェンダー・アイデンティティよりも妻との関係性において規範や期待を感じていた。それゆえ彼らは、「妻のため」に不妊治療を受けていたが、一方で、とりわけ精子採取術を受ける局面では、恐怖心や葛藤を抱えてもいた。そして実際、彼らは手術体験者ならではの、直接的な身体経験をも語ってくれたのだが、前章では、その点について十分に掘り下げることができなかった。

　そこで本章では、第2のリサーチクエスチョンに基づき、不妊治療の場における男性身体の意味づけを、特に精子採取術を余儀なくされる無精子症患者の身体経験に焦点をあてて、当事者夫婦および医師の語りから検討していく。第1節では、本書が援用する江原（2002：93-208）の身体論を概説し、「身体経験」が主体による直接的な経験である一方、「社会的・文化的な構築物」でもあることを確認する。第2節では、当事者の身体経験に先立ち、既存の不妊言説を通して、不妊をめぐる男性身体の社会的構築のありようをみておく。第3節では、男性不妊をめぐる当事者の身体経験に迫っていくが、ここではまず、彼らの経験に影響力をもつとされる医師の語りを紹介し、その上で、当事者の語りをみていく。そして第4節にて、ここまでの記述を振り返りつつ、診療の場に作用するジェンダーと男性身体の関係について考察していく。

1 「身体経験」とは何か

江原(2002)によれば、「身体」という言葉で表現されている事柄には二つの意味がある。第一は、意識の客体としての身体で、意識にとって身体は、自分の身体に触れられるという意味で、身体以外の他の物質と同様の位置にある(物質としての身体)。第一は、身体経験という意味での身体で、これはさらに、①身体による知覚という意味での身体経験、②随意筋を動かす動作経験、③痛みや感情や性的衝動など自分の身体状況に関する経験、の三つに区別される。これらはすべて経験であるため主体を意味する。つまり、身体には客体でありながら主体でもあるという両義性がある。加えて、その身体が自分であるにもかかわらず、意識の外にある、意識によって完全には制御できないという共通性もある。両者は「知識」の中で関連づけられ、「意識では完全にはコントロールできない身体経験が『帰属』させられる場所が、物質としての身体である」(江原 2002:97)と考えられている。

われわれは他者の身体経験を直接経験することはないが、「他者も自分と同じ身体経験を持つだろうということを『想像』して、他者の身体を『構築』している」(江原 2002:98)。物質としての身体を参照点とし、それと身体経験を重ね合わせるという「思考の習慣」で、他者の身体をモノではなく意識を持つ共感可能な「他者」として「構築」しているのである。社会通念において表れる身体とは、この思考の習慣によって作られた身体であり、身体を「社会的に構築」されたものとする見方には、

「社会に流通している『他者の身体』についての様々な通念について、再考する視点を提供する」(江原 2002：102) という意味がある。

こうした身体経験と物質的身体とのかかわり方から、江原は以下の三点を見出している。第一に、われわれは他者の身体経験を一定の考え方の枠組みの中で「構築」している。ゆえに他者の身体経験は、枠組みによって肯定・否定される。身体経験は社会的に作られているのである。第二に、こうした身体経験の肯定・否定には、権威や権力が作用しており、端的には医師の言説に表れる。第三に、「物質的身体」は身体経験(の訴え)によって見出されたり探索されたりする。どんな物質的身体を探索するのかは、それ自体社会的に「構築」されている身体経験によって、規定されていることが多い(江原 2002：105-6)。

このように、江原は「身体経験」としての身体という切り口で、われわれが他者の身体を「構築」し得うることを論じている。つまりこの議論に従えば、男性身体をもたない女性が男性不妊を経験する身体を「構築」するありようや、その構築過程に作用する社会通念や権威・権力なども示すことができるのだ。そこで本章ではこれを援用し、不妊男性自身の身体経験はもちろん、その妻による男性身体の構築や意味づけについても、みていくこととする。

2　不妊をめぐる男性身体の「社会的構築」

当事者不在の「男性不妊言説」

序章第2節でみたように、男性不妊はその不可視性ゆえに「生殖能力の欠如」と「性的能力の欠如」が混同されがちなため、世界各国でスティグマとみなされてきた。日本もその例にもれず、したがって「男性不妊の当事者はほとんど『語らない』という事実」(田中 2004 : 207)が指摘されてきた。しかしだからといって、不妊男性の身体経験に関する言説が、社会の中に流通していないというわけではない。では、誰がそれを語っているのか。実は、それを語っているのは大半が女性であった。メディアを見れば、男性不妊の夫をもつ妻が、夫への配慮や不満を示しつつ、代弁しているのがわかる。たとえば『読売新聞』の「人生案内」欄*1を分析した由井秀樹によれば、一九四九年一一月二七日〜二〇一五年一二月三一日の同欄で、不妊の原因が男性身体に帰属させられている事例は五六例あったが、そのうち男性本人からの相談は四例のみ、逆にいえば五二例が不妊男性の妻からの相談だったという(由井 2017 : 115)。

序章でもみたように、江原によると、そうした妻たちに影響を与えているのは、彼女たちの主治医、すなわち婦人科医であった。「男は自分に原因があると分かると自信を失ってしまう。ショックが大きいので、精液の状態がさらに悪くなるかもしれない。だから言わないほうがいい」(江原 2002 : 51-2)といった男性医師の助言に従い、夫に事実を伝えない妻も少なくない。この場合、妻たちは婦人科医の考え方を採用して、夫の身体経験を構築する枠組みを「構築」している。だがはたして、この枠組みは的を射ているのだろうか。

同様の枠組みは、田中が分析した週刊誌の記事にも出現する。彼によれば、男性不妊記事の中で女性と男性はそれぞれ「ケアする存在」/「ケアされる存在」として位置づけられ、特に女性誌においては「ケアする存在」としての心得が説かれていたという(田中 2004 : 201)。「最近の若い男性は言いたいことも言えず……ストレスが溜まる一方です。ストレスが溜まれば、精子減少が起こります。子供は男性の協力がないと生まれません。そのあたり、女性も男性に対する思いやりを持ってほしいものですね」（『女性自身』一九九六年六月二五日号）など、ここで田中が引用した語りも婦人科医の言葉である。つまり、われわれの社会に流通している「男性不妊」についての言説は、当事者の身体経験ぬきで語られ、その源泉は婦人科医である場合が多いのである。このことは、第1章でも述べたように、日本の不妊治療が婦人科主体であり、男性不妊の専門医である泌尿器科医が非常に少ないという実情（石川 2011；湯村編 2016）に鑑みて、当然の帰結であったともいえよう。

当事者の声による「男性不妊言説」

ところが近年、専門医である泌尿器科医の台頭や行政による支援など、不妊男性を取り巻く環境が変わりつつある。そしてそれに呼応するかのように、当の男性たちの中にも声を上げる人が出てきたことは、既述したとおりである。では、こうした社会の動向は、いわゆる「男性不妊言説」に、何らかの変化をもたらしているのだろうか。

倉橋耕平は、田中（2004）の雑誌記事分析を踏襲して田中以後を分析し、その結果を「概ね同じような言説は繰り返されている」（倉橋 2017：103）とまとめている。もとより、その対象には二〇一一年以降の著名人による告白本も含まれているが、それでも「先行研究の指摘と同様に、その内容は大きくは変わらない」（倉橋 2017：103）という。たとえば、ダイアモンド☆ユカイの著書について倉橋は、「男性のアイデンティティ〈男らしさ〉＝生殖能力と、その欠如がスティグマになったというスタイルの語りを披瀝している」と述べた上で、より肝心な点は「内容ではなく『形式』である」と主張する（倉橋 2017：103–4）。すなわち、自らの無精子症が不妊原因だったという話が主題であるにもかかわらず、それは後回しにされ、まずは無精子症が発覚する前の「絶倫セックス・ライフ」を書くという「順序」が重要だというのだ。倉橋によれば、男性不妊の場合、生殖能力の欠如が性的能力の欠如にすりかえられる可能性があることから、「ユカイの著作は、そう思われないために必死に性的能力の絶倫さを訴える必然性があったのだ」（倉橋 2014：38）という。

他方で倉橋は、従来は見られなかった語りとして「精子とセクシュアリティへのこだわり」を挙げる。たとえばそれは、人工授精の担当医に「いい男」を希望するヒキタクニオの著書に表れる。倉橋によれば、「受精行為なのだから、女医さんでもなく、ましてや脂ぎった髪のデブのキモメンなんてのだったら、何か嫌なもんだ。そんな奴に私たち夫婦の子作りの一端を委ねたくない」（ヒキタ 2012：77）といった語りには、「『精子だけを提供すればよい存在』として、自身の身体が客体化されることへの抵抗と読み取れるような性交渉へのこだわり、セクシュアリティへのこだわり」（倉橋 2017：104-5）が認められるのだという。

実際、不妊治療の場において男性は、「精子だけを提供すればよい存在」として位置づけられているようだ。前出の泌尿器科専門医、岡田弘は以下のように述べている。

> （生殖医療の普及に伴い）不妊治療はその原因が女性にあろうが男性にあろうが、大規模病院ではなく、産婦人科医が中心であるARTクリニックに次第に移っていった。そして、男性は「精子だけを供給すればよい存在」に貶められたことになる。（岡田 2013：3）

たしかに前述したヒキタの語りも、産婦人科で人工授精を行う際のものだが、実はこうした産婦人科での経験を語る男性は少なくない。中でも目立つのは「採精」に関する語りで、インターネットをのぞけば「採精室」やトイレでの体験談はすぐに見つかる。そもそも採精は、男性不妊以外のケースでも必要とされるので経験者が多く、男性の間では共感が得られやすいのかもしれないが、その語りを読めば、彼らがまさに「精子だけを供給すればよい存在」として扱われていることが理解できる。

澁谷知美はそうした男性の語りを取り上げ、「採精室の殺伐とした様子は、男性身体や精子が病院によって『モノ』扱いされていることを示している」（澁谷 2017：141）と指摘する。そしてその上で、「最近の不妊治療をめぐる記事には、『妻へのサポート』を男性にすすめる言説が必ずといっていいほど挿入されている」*2と述べ、その「サポート」こそが「かろうじて男性を『人間』の領域にとどめさせる行為」だと主張している（澁谷 2017：143）。

前述した田中の分析では、「ケアする存在としての女性／ケアされる存在としての男性」という「ジェンダー化された関係性」（田中 2004：201）が見出されたが、今やその関係は逆転したのだろうか。ただし、この「妻へのサポート」が、不妊治療における男性の「モノ」化を変更するどころか、むしろ「男性の『モノ』性を隠蔽し、現在の治療のありかたを維持することに加担している」（澁谷 2017：143）という澁谷の指摘は重要である。換言すればそれは、女性を医療の対象として扱うことの正当性を強化しているともいえるからである。

もっとも、不妊治療における身体の「モノ」化は、女性にとっては生殖技術の歴史と共にあったといっても過言ではない。常に施術の対象とされてきた女性たちは、「実験材料」や「モノ扱い」としての身体経験を、早くから語り継いできたのである（e.g. Klein ed. 1989=1991；東京女性財団 2000）。対照的に、男性たちが語り始めたのは近年のことである。もちろん、女性に施される侵襲的な技術に比べれば、採精には痛みもリスクもほとんどないことは知られているが、それでも男性自身が声を上げたことには意味がある。倉橋が結論づけたように、「先行研究で述べられてきたことが形や語り口を変えて顕在化している」（倉橋 2017：104）だけだとしても、それが当の男性自身によって語られたという事実は貴重である。なぜなら、こうした当事者の声こそが、「男性不妊」に関する社会通念を再考させる契機となるからである。

「男性不妊言説」に欠けているもの

以上、ここまでみてきた「男性不妊言説」の特徴をまとめると、次のようになる。第一に日本社会における従来の男性不妊言説は、婦人科医の主導のもと、女性たちによって構築されてきたきらいがある。つまりそれらは、当事者の身体経験を疎外する形で構築されてきたともいえるのである。であるならば、そうした言説によって構築される通念も含め、社会に流通している当該言説が、当事者の実情と乖離している可能性は否めない。第二に、しかし近年、当の男性自身が語り始めたことから、当該言説に当事者の身体経験が反映されるようになってきた。彼らの語りは概ね既存の言説を支持するものではあるが、不妊治療における男性身体の位置づけが、彼ら自身の言葉で裏付けられたことは意義深い。

ただし不妊男性の語りには、いまだ欠落しているものもある。それはMD-TESEに代表される精子採取術をめぐる当事者の身体経験である。先の章でも述べたように、無精子症の治療法として二〇〇〇年頃アメリカから導入された同手術は、その治療費を国が助成対象とした二〇一六年度以降、日本社会に認められ正当化されたものと考えられる。しかし他方、その侵襲的な手術に対する当事者の身体経験については、ほとんど明らかにされていない。もちろん無精子症には有効な術式であるため、メディアでも度々紹介されてはいるが、手術による精子回収の喜びが語られる一方で、具体的な身体経験を語る声は、ほぼ見当たらない[*3]。

第2章でも触れたが、不妊治療に関しては、男性不妊の場合でも「男性への医療介入は精液もしくは精巣から精子を採取することに尽きるため、一連の作業過程のほとんどが女性を対象とし、身体に侵襲的なものである」（柘植 2012：116）と女性身体への侵襲性が指摘されてきた。実際、それはそのとおりであり、不妊治療におけるジェンダー・バイアスを看過すべきでないことは、改めていうまでもない。

しかし前章でみたように、無精子症患者は恐怖や苦痛を感じつつも「妻のため」に手術を受けていたという事実を鑑みれば、男性への医療介入を「精子採取に尽きる」と切り捨てるのではなく、当事者の視点から当該手術をめぐる身体経験を明らかにすることが重要である。精巣を切開して精子を採すといった侵襲的な手術を、当の男性はどのように受け容れ、身体経験するのか。これを明らかにするためには、診療というミクロの場に着目し、そこで生じる相互作用をみる必要がある。なぜなら、当事者は何らかの規範を参照して当該手術を選択・決定し、受け容れるものと思われるが、その規範は個別状況的な相互作用、すなわち「状況定義」（坂本 2005）[*4]によって規定されていると考えられるからである。

そこで次節では、無精子症事例に焦点をあて、当事者の精子採取術をめぐる身体経験を明らかにしていくが、ここでは当事者のみならず、彼らの身体経験に影響力をもつ泌尿器科専門医にも聞き取りを行い、診療の場で生じる相互作用も対象に入れて分析を進めていく。

3 夫婦で経験する「無精子症」

1．医師から見た「患者」

最初に、無精子症の治療の実際を把捉するため、医師の語りからみていく。協力者である五名の泌尿器科専門医は四〇～六〇代の男性で、所属は一般病院が二名（Z・V医師）、大学病院が三名（Y・X・W医師）、全員が産婦人科医の不妊クリニックでも診療していた*5。

五名の語りから、無精子症事例では手術に際し「全身麻酔か局所麻酔か」、「切開する精巣は一側か両側か」などの相違はあるものの、初診から手術までの流れに大差はないことがわかる。それは「無精子症だと話はシンプルで、どういう原因なのかを診るのと、どういう手術をするのかといったご相談です」（Z医師）というように、初診時からの手順が明確だからである。では実際、医師は患者にどのように接しているのだろうか。

第1章でも述べたように、男性不妊外来では通常、患者はまず詳細な検査（精液検査、視診・触診、血液検査、超音波検査等）を受けなければならない。ただし無精子症患者の多くは、婦人科医の紹介なので、自身の精液中に精子がないことは知っている。よって「ある程度わかって来ているんで、そこであまりショックは受けない、見た感じですけどね」（Y医師）というように、その検査結果に動揺する人は少ない。だが、精子回収率がほぼ一〇〇％の閉塞性無精子症と三割程の非閉塞性無精子症とでは、受ける衝撃は異なるのではないだろうか。この点に関連して語られたのは、インフォームドコンセントとその際の「夫婦同席」である。「今ってインフォームドコンセントの時代なので、全部包み隠さず、基本的にはそれが今の医療、普通に話していますよ」（X医師）、「まったくそのまま言ってますね。データを示してですね、これぐらい精子が採れますよ、採れればスタート地点だよって」（Z医師）など、事実をすべて説明した上で「やるやらないは最終的には患者さんに委ねます」（X医師）というのが医師に共通する態度である。そしてその選択の際、医師が重視しているのは妻である。「夫婦で来てる時は、もちろん診察は本人だけですが、最後の説明は必ず二人で聞いてもらうようにしています。なぜかっていうと、夫に説明するとたぶん奥さんにちゃんと説明できないですから。特に無精子症みたいな話になっちゃったら、絶対に説明できません。だから、ちゃんと説明が必要な場合には、再来時に必ず奥さん連れて来てって言って、二人に説明しています」（W医師）。つまりW医師は、夫の手術には妻の承認が不可欠だが、夫には説明能力が欠けていると考えているのである。

ただしW医師のこの語りには、彼自身のジェンダー観も垣間見える。「必ず二人で聞いてもらう……必ず奥さん連れて来て」と、患者の妻に直接伝えることを信条としているのは、彼が「不妊は女性の問題」というジェンダー観を内面化しているからであろう。また無精子症と診断された男性を「絶対に説明できない」と決めつけているのは、医学的な理解力の乏しさに加えて、告知された衝撃でジェンダー・アイデンティティを揺るがせた夫が、妻への告知を躊躇したり、隠したりすることを危惧しているからではないだろうか。

以下に示すV医師は、承認はもとより妻との連携の必要性も強調する。すなわちV医師は、男性不妊のケースでも「不妊は夫婦の問題」であることを男性に説いているのである。

＊：ほとんどの方は手術に進まれるんですか？

V：強制はしません。要は切られるわけですよね、痛い思いして……テセに関しては、睾丸を切る方法しかお父さんになる手段はないんですよとお話しして、パーセンテージね、精子が採れる、それぞれ閉塞性と非閉塞性で違うってことですね。あと、テセをやるってことは顕微授精を前提としてますよね。だから奥様にも負担がかかるよと。だから、それはもうご夫婦で望まなければできませんよって。片方がOKでも片方が嫌だって言うならできません。だから、必ずご夫婦の意思を伺って次のステップに行く。

＊：ざくっとで、どれくらいの方が手術に進まれますか？

V：ほとんどじゃないですかね、だって、特にテセに関しては無精子症ですからね。

第1章でも述べたが、非閉塞性無精子症の場合、MD-TESEを行っても約七割は精子が回収できない上に、出血や感染、男性ホルモンの低下というリスクもある。加えて、費用は保険外診療で三〇〜五〇万円と高額であるが、それでもV医師の患者は「ほとんど」が手術を受けるという。同じような状況は「半分以上」（X医師）から「諦めるって人はまずいません」（W医師）まで幅はあるものの、他の医師からも聞くことができた。

さて、手術して精子が回収できれば問題ないが、できなかった場合、医師は患者とどう向き合うのだろうか。この点、結果を伝える時期と伝え方には異同があったが、共通していたのは「手術当日には伝えない」ことであった。実は、大半の病院では精子が見つからない場合、手術中にとった組織を提携先の不妊クリニックの培養士に委託し、複数の目で徹底的に探索してから結果を判断する。一般に結果は当日中に出るのだが、その伝達は最も速いY医師で翌日、最も遅いW医師では一か月後であった。以下にその語りを示す。

Y：伝え方にはすごく気を付けていて、手術した日に見つかった人は、その場で「見つかりました」と言って（精子を）凍結するんですけど、見つからない人は「その日ずっと探します」って患者さんにお伝えして、次の日に電話してもらって最終結果をお伝えしています。それは今までの経験から（スタッフ）全員で決めています。やっぱり面と向かってやると、大体奥さんに泣かれて長くなって話が辛くなるので、翌日に患者さんに電話してもらって、電話で手術した医者が話します。それが、一番トラブルがない。

Y医師は、精子不在の結果は「翌日に患者に電話で」伝えるのが「一番トラブルがない」とされている所属先の規定に則り、患者と向き合っている。彼の語りから当該病院では、過去に面談で「奥さんに泣かれて辛くなる」経験があったこともわかる。つまりここでは、患者の妻との接触を避けるため、このような方略がとられているのである。

一方、W医師は一か月後に夫婦を前にして、精子不在の結果を伝えるという。

W：手術で組織とったら、不妊クリニックの培養士に来てもらって、持ち帰って見てもらうんですよ。そうすると大体二時間ぐらいで結果がわかるんですね。で、連絡がきて、精子がいたってことであれば、そこで患者さんに「いましたよ」って言いますし、いなかった場合には、すぐにいなくても捨ててしまうわけではないんで、一回全部、仮凍結するんで、患者さんには「ちょっとすぐに見つからなかったんで、一応全部保存してありますんで、一か月後、色々詳しく見てから、一か月後に結果を説明しますので」って言って帰ってもらうんです。見つからなかったって言うと、患者さんはもうそれでダメだって諦めちゃうだろうから。ただその間一か月くらいありますから、たぶん夫婦で心の整理をしてきて、詳しく見たけどだめだったたって言います。

＊：その時、一昔前だと奥様が泣き崩れるとかってのがあるかと思うんですが、最近は？

W：泣き崩れる？　えーっとですね、涙ぐまれる人は時々いますよ。崩れるってとこまではないですけど（笑）見つからない可能性の方が高いって知ってますし。

このようにW医師が一か月の間を置くのは、「夫婦で心の整理をしてきて」もらうためであったが、それでも涙ぐむ妻は「時々」いるという。似たような妻の反応は、他の医師からも語られた。「二つに分かれますすね。予想してましたってのと、泣き崩れるっていう。でも最近、減ってきてますね。ネットでみんな見てるから」（Z医師）、「僕の前では冷静に受け止めてますね。でも、家に帰ってよく泣いてらっしゃるみたいですね」（X医師）など、号泣こそしないが、少なからぬ妻たちが「泣く」という感情を抑えきれない様子が窺える。他方、夫の反応としては一様に「淡々と」という表現が用いられていた。

以上、泌尿器科専門医にとって執刀対象は夫の身体であり、その意味で「患者」は夫であるが、医師は患者を「夫婦」単位で見ていた。それは診療の場で終始一貫、夫以上に妻が医師の言動に反応しがちなためであるが、加えてそこには、医師自身のジェンダー観が反映されている可能性も示唆された。すなわち医師の目には、診療の場での状況定義を構築する主体は妻、夫はそれに従属する客体として、映っていたものと思われる。

翻って、婦人科医は夫をいかに見ているのか。この場合、夫婦のいずれに原因があろうとも、夫は状況成員ですらない可能性がある。採精は自宅でもできるので、夫不在の診療は珍しくない。その際、夫は「精子だけを供給すればよい存在」として位置づけられるが、夫側にも来院への抵抗がある。ここに「不妊は女性の問題」という通念の作用が見える。夫は「患者」を免れ、「不妊は女性の問題」という身体観が再生産されるのである。

2. 身体経験としての「無精子症」

次に当事者の語りをみていく。ここでは無精子症の六事例（Ahさん、Bさん、Cさん、Dhさん、Eさん、Fさん）を取り上げるが、前項で明らかになったように、医師にとって患者の妻は、患者と同等もしくはそれ以上の存在であった。よって、夫婦でインタビューに応じた二組については、妻の語りも分析の対象とする（Awさん、Dwさん）。

まずは、改めて無精子症の宣告をめぐる語りに注目する。すでに前章でみたように、経緯としては全員同じ、すなわち妻が婦人科で不妊検査を行い、同院で促され夫も検査をしたところ、無精子症が判明したという流れである。しかも、その結果を聞いた反応も「想定外のショック」で、ほぼ一致していた。中には、妻が正常であることを聞き、不安を感じていた人もいたが、全員が口にしたのは「まさかゼロとは」という言葉であった。そのショックを最も具体的に表現したBさんの語りをみてみよう。

B：一応その~精子というものが普通に出るわけですよね。白いものが出るわけですから、まったくないと言われた時には、やはりかなりショックでしたね。……もしかしたら精子の動きが悪いとか、少ないのかなとかはありましたけど、まさかゼロとは思いもしなかったんで、驚きましたね。

この語りには「白いものが出る」という身体経験を根拠として、「まったくない」という精液検査の結果を受け止められないBさんの心境が透けて見える。他五名の男性たちもまた、当初は正常な性交を根拠に無精子症を否認していた。彼らが表出する、こうした「精液検査をめぐる男性の反応からは、検査による『宣言』に対して、身体化された性経験に基づいて否定するような、男性側の論理というものが窺える」(松尾 2013：230）のである。

では、なぜ男性たちは自身の無精子症に納得できたのか。それは、検査で二回ともゼロを証明されたからである。

B：(泌尿器科に）行く時点で、当然もう私に、最初の検査で精子がありませんよという状態で行ってますから。そこで再度検査して、やはりないと。二回検査してまったくないものは、やはりないと判断せざるをえないわけですから。手段としては手術して採取できるのがあります、と聞きましてね。方法が限られるんであれば、諦めるか、手術を受けるしかないですので、そこに迷いはありませんでした。

このように二度目の宣告でBさんは無精子症を認めるのだが、同時に「手段」があると聞き即決する。前章でもみたように、侵襲的な手術には「怖さ」もあったが、「当然妻も」同意したという。他方Dさん夫婦の場合は、夫よりも妻の方が納得できなかったと語る。

＊：泌尿器科の先生は、どういう感じで仰るんですか？

Dh：（精子は）いないね、ゼロだねって（笑）
＊：それを聞かれた時は？
Dh：でももうわかってたから。やっぱいないんだって思って。
Dw：けっこう私の方がショックでした。何か理屈があれば、こういう原因でいないっていうのがあれば納得できるのに。まったく理由がない、まったく納得いかないんで、先生と一時間くらい話して、何でそんなふうになるんですかねって。でも先生も原因がわかんない。あと私（精巣を）切るまでは最終的にわからないって言われたんですね。
Dh：切ってもいるかいないかわからないって。
Dw：それもショック、必ずいるならいいけど、切ったけどいなかったってなったら、
Dh：それは僕のセリフだよ（笑）切ったけどいなかったって、最悪！

このようにDwさんは、無精子症の原因探しに躍起になっている。江原は「他者の身体経験に対して何らかの物質的身体を『見出そう』とする一般的傾向」を、近代的身体観の特徴として挙げた（江原 2002：104）が、ここでの医師に対する妻の追究は、まさにその身体観を具現化している。加えて注目すべきは、「切るまではわからない」という医師の説明を聞いた妻の反応である。原因ばかりか精子の在／不在もわからないという二重の不確実性に、妻はさらなるショックを受けているが、その際「それは僕のセリフだよ」と夫がいうほど、妻は夫の手術を、自分の事として捉えているのである。

同様にAさん夫婦もまた、妻の方が感情の起伏を表す。手術当日までの思いを伺った。

Ah：俺としては切りたくないじゃないですか。でも嫁のこと考えると、少しでもいい結果が出ると

思って切ってるし。まぁ、一回切ってことがすめばって思って。
Aw：私はけっこう波が激しくって、落ち込んだり泣いたりしてたよね。
＊：それは奥様ご自身のっていうより、ご主人の手術の結果がって？
Aw：やっぱ不安も。手術してダメだったらどうしようとか、痛い目あわせちゃうし、申し訳ない気持ちとか、何で私たちだけって……

このようにAwさんの否定的な感情もまた、不確実性に由来していた。結果がわからないからこそ、手術までの日々を、妻は「落ち込んだり泣いたり」しながら過ごすのである。
では、手術の実際をみてみよう。まずは二度MD-TESEを受けたFさんの語りである。

F：二回やってるんで、僕。一回目は失敗したんですよ。着床しなかったのかな？
＊：顕微授精の方ですね。精子は採れたけれども？
F：よくわかんないけど、最初のは失敗。一回目は全然麻酔が効かなくて、痛かったんですよ。で、二回目は先生が考えてくれて、完全に僕、寝ちゃってて。
＊：手術について先生からご説明を受けて、迷いはありませんでしたか？
F：迷いはありましたけど、あの時はもう、そうするしかなかったですね。嫁の執念がすごくて、何とかしたいと。ただかなり痛かったですよ。
＊：麻酔が効かなかったんですものね。
F：女性でこれわかるかな、睾丸ってあるでしょ、それを覆っている部分を、睾丸をつかんで一〇メートルぐらい引っ張ったような痛み。わかるかな～引っ張られるぐらいな痛み、あれはきつかっ

たですね～、やるならちゃんと麻酔かけて欲しいですね（笑）

＊：その時、恐怖感って残りますでしょ？ でも、それでも二回目をやられたっていうのは、やはり奥様の熱意に負けて？

F：そうですね、痛くないようにできますかって聞いて、先生が眠らせてくれて、寝てたら終わってたって感じだから、あれなら誰でもいけるんじゃないですか。うん、だから僕が、運が良かったのは●●先生にたどり着いたことですよね。

十数年前の経験ながら、Fさんにとって手術自体の記憶は曖昧でも、身体の痛みは鮮明だった。しかしその痛みも、子どもが誕生した今では「幸運物語」の一段階として意味づけられている。同様に子どもに恵まれたCさんも、「結果的に子どもを二人も授かれましたが、これが二〇年前だったら無理だったかもしれない」と、医療技術への感嘆を語った。

他方、精子が回収できなかった事例もみてみよう。該当者は二組だが、手術への後悔や男性性の否定などは語られず、二組とも次の段階を見据えていた。Bさん夫婦はＡＩＤを予約し、その日を待っていた。Aさん夫婦は、夫が妻に合わせる形で将来を模索していた。

＊：今はどんな感じなんですかね？ 精巣は、両方切ったんですか？

Ah：両方切ってダメだったんで、ＡＩＤか養子縁組をって言われたんですよ。

Aw：（先生がＡＩＤへの）紹介状書くよって、いつ行くかは未定だけど書いてくれて。あと「Pクリニック」（への紹介状）も。最後の砦じゃないけど、気持ち整理つけるために、もしかしたらそっちも行きたいって思いを伝えたら、二通書いてくれて。

Ah：今は、そっち行くためにお金と時間がいるじゃないですか。なんで、お金ためて仕事も一段落つけようと思ってやってる段階で。まだ予約、何もしてないんですけど、そこまでやらないと、本人の気が済まないじゃないですか。

Aw：どっちに転ぶかわからないけど、まぁ悪い方に転ぶ可能性の方が高いけど、それでもやらないよりは、やって後悔した方がいいかなって、私の気持ちを言って。

＊：そのことについては、だいぶ話し合って？

Aw：きつかったよね〜、私がきつくって（笑）

Ah：毎日ぐちぐち言われるんなら、やるだけやって納得してって感じですかね。

＊：Pクリニックは、精子提供を受けてってことですか？

Aw：いや〜もう一回、最後のテセをやる。精子細胞から培養して、精子の一個前の段階のを培養して（顕微授精を）っていうのの成功率が、倫理的にアレなのかもしれないけど……Pクリニックも前から調べてたんですけど、先生に言ったら書いてくれて。だからまだ、精子提供の前に、それをとりあえずやって、痛いけど、今度は全身麻酔で。

ここで語られる夫の身体は、まるで夫婦の共有物のようである。「そこまでやらないと、本人の気が済まない」という夫の語りは、換言すれば「もう一回精巣を切らないと、妻の気が済まない」となる。つまり夫の精巣は、妻を「納得」させるために切られるのである。しかもここでは、夫自身が精巣を有する自分ではなく、妻を「本人」と称している。ここから当該夫婦の間では、無精子症は夫の問題というよりもむしろ妻の問題として認識されていることがわかる。比喩的にいえば、「無精子症物語」の主役は、夫ではなく妻なのである。

語りに登場する「Pクリニック（仮名）」は、無精子症に悩む夫婦から「最後の砦」とも呼ばれているが、それは同院がMD-TESEを超えるとされる技術、すなわち「円形精子細胞卵子内注入（ROSI：Round Spermatid Injection）」*6により子どもを誕生させた数少ない病院の一つだからである。実はBさんも同院を訪ねROSIを希望したのだが、不可能と診断されていた。MD-TESEの後よりも、「妻は泣きましたね、その時はかなり激しく長い時間。それを見ているのは辛かったですね、私は、一番」というBさんの語りは、最後の砦がついえた瞬間の、夫婦の悲しみの深さを表出するものと捉えられるのである。

4　不妊治療の場におけるジェンダーの作用

ここまで、泌尿器科専門医とその患者夫婦の語りを、患者の身体経験に着目して分析してきた。結果は次の三点にまとめられる。第一に、手術の対象は夫の身体だが、医師は患者を夫婦単位で見ていた。第二に、無精子症の衝撃は夫ばかりか妻にも影響を及ぼし、妻たちは無精子症を自分の事として捉えていた。第三に、治療の場では夫よりもむしろ妻が主導権を握るケースが多く、妻の期待に応えるために手術を受ける夫が大半であった。

以上から、無精子症事例における一つの特徴が指摘できる。それは、無精子症をめぐる身体経験の当事者は、夫のみならず妻でもあるということだ。「物質としての身体」は夫の身体でも、身体経験としては妻も無精子症を経験していたのである。そのことは、五名の医師の語りからも見て取れる。インフォームドコンセントや精子不在の結果を伝える場で、彼らは夫よりもむしろ妻に配慮していたし、妻もまた医師と積極的にかかわっていた。このことは翻れば、診療の場において「不妊は女性の問題」という認識がいかに自明視されているかを示している。そしてそれはまた、医師と夫婦の相互作用によって再生産され続けてもいる。

その意味で、無精子症は夫婦で経験する「病気」ともいえるが、その経験の仕方には差異がある。当然のことながら、無精子症の身体をもつ夫自身の身体経験は直接的である。「入院した時の心拍が一八〇超えとった」(Dhさん)、「考えると怖くて眠れない」(Eさん)など、手術には同意したものの払拭できない恐怖を、多くの夫が身体経験として感じていた。

一方、妻は物質的身体をもたないため、夫と同じ恐怖は感じられない。手術を指して「痛いけど」と妻がいうのは、社会に流通している「男性身体」についての通念による夫の身体の構築であり、これは夫婦間に限らない。では、夫婦間に限定すると何が見出せるのか。本書が注目するのは、精子不在という結果に対して「泣く」など、夫以上に妻が見せる感情の表出である。ただし、夫の結果を知って「泣く」のは妻だけではない。本調査でも「母が泣いた」と語る人はいた。だが妻と母とでは、その立場性ゆえ、涙の意味が違う。「不妊は、個人の身体の状態ではなく、夫婦間の状態」(江原 2002：179)なのだから、母は当事者にはなれない。おそらく母の涙は「責任感や同情」(柘植 2012：220)、ないし孫が得られない喪失感といった感情によるものであろう。とすれば、母の涙はたしかに息子の無精子症に由来するけれども、当事者と同じ次元で身体経験をしているとまではいえないだろう。

翻って、夫は妻の不妊症をいかに身体経験するのか。もとより一概にはいえないが、先行研究をみる限り、妻に伴う夫の感情は主に無力感と気遣いである(西村 2004)。採精以外にできることはないと無力さを感じ、妻の心身両面を案じてはいるが、主体的に医師とかかわることは少ない。前節でみたように、生殖技術が発達した現在、不妊治療の場において「精子だけを供給すればよい存在」として位置づけられるようになった男性たちの中には、そうした配置に抵抗感を示す人も、たしかに存在した。しかし誤解を恐れずにあえていえば、本書の男性たちは、むしろ「精子だけを供給すればよい存在」としての自己を自覚し、その規範に沿って行為しているようにすらみえる。

こうしてみると、不妊治療の場というものが、極めてジェンダー化された場であることが改めて理解できる。もちろんそれは、従来の不妊研究でも指摘されていたことではあるが、これまで注目されてきたのは、もっぱら婦人科医による診療の場であった。一方、本書が照準したのは、泌尿器科医による男性不妊治療の場である。そこでは無論、男性身体が検査・治療の対象となり、その意味では「はじめて男性個人を不妊の表舞台へと『引っ張り出す』」（松尾 2013：243）場ではあったが、にもかかわらず、そこでもなお「不妊は女性の問題」というジェンダー構造が作用し、かつ再生産されていたことは、看過できない発見である。

結局、当事者が「不妊は夫婦の問題」と認識していても、診療の場には夫婦間の非対称性が存続しているのである。したがって不妊の原因が何であれ、女性主体で不妊治療が行われている限り、当事者同士とはいえ、夫婦が同じ次元で身体経験をするとは考えにくい。

その根底には、やはり「不妊は女性の問題」という通念がある。そのため、不妊をめぐる社会的圧力は男性ではなく女性に向かい、ゆえに妻にとって子どもを産むことは、より切実な問題となる（江原 2002）。だからこそ、本書の妻たちも診療の場で一貫して主導権を握り、手術を受けるか否かを決める際、「やらない後悔」を持ち出したのだ。医師に「それしか手段がない」といわれれば、たとえ可能性が低くても「やらない」という選択肢は、妻にはない。またその妻の状況を理解しているなら、夫としては侵襲的な手術でも受けざるを得ない。つまり、そこで重要なのは侵襲性ではなく可能性なのである。一度失敗したFさんは二度目を、精子不在が判明したAhさんとBさんはROSIを妻に要請されているが、注意すべきは夫の施術のその先に、顕微授精があるという点だ。夫に手術を要請すれば、妻自身も侵襲的な技術を受け容れる必要がある。しかも、最終的に出産に至る可能性は決して高くはない。それを承知で夫婦が手術を選択する時、夫にとって不妊は夫婦の問題だが、妻にとってはそれ以上に、医療で解決すべき規範的問題と意味づけられているように思われる。

では、無精子症治療の場における「規範」とは何だろうか。坂本佳鶴恵によれば、「その場で何が規範として適用されるかということは、その場にいる人々がどう感じ、行動しているかということと関係」し、「個々の行為の接続の仕方が、その場の状況定義を形成していく」（坂本 2005：134）ということであった。よってそれを踏まえるなら、ここでの規範は「子どもが欲しいなら精巣を切るべき」という「状況定義」に基づく規範であろう。「やらないよりは、やって後悔した方がいい」と妻がいう時、その期待は「結果」ではなく「行為」に向けられる。その行為を夫が「妻への愛情表現」もしくは「夫としての義務」と捉えるなら、彼には手術を受けるという選択しかない。このように無精子症事例では、手術の当事者は夫なのに、その選択・決定、換言すれば「自己決定」が、妻のジェンダー観に従って規定される例は実際にある。従来の不妊をめぐる議論では、社会的圧力による妻への治療の強制が非難され、女性の自己決定権が憂慮されてきたが、男性の自己決定権が脅かされる状況もあるということを、本章は明らかにした。

ただしそれは、日本における「不妊は女性の問題」というジェンダー・バイアスの根深さを現してもいる。泌尿器科専門医が、インフォームドコンセントや結果の告知等の重要場面に妻の同席を必須とするのも、そしてそれゆえに、精子採取術の選択・決定の場に妻が居合わせるのも、そうしたジェンダーが作用しているからである。よって問題は、その意思決定が「自己決定」であるかないかの判断ではない。そこに至る背景や過程を検証して、「なぜその意思決定がなされたのかをこそ問うべき」（柘植 2012：186）なのである。それに従えば、本章の分析からはやはり、決定の背景にある「不妊は女性の問題」という社会通念の規範性を指摘したい。そして本章でみたように、結局それは夫である男性にも作用するという現実も忘れてはならないだろう。

本章では無精子症患者の事例から、診療の場に生起する状況をみてきたが、そこでは患者である夫以上に、妻が治療の主導権を握るケースが少なくなかった。次章では、こうした本章の知見も念頭に置きながら、夫の男性不妊に向き合う妻たちの経験に接近していく。

注

＊1　『読売新聞』の「人生案内」は「身の上相談」の名で一九一四年五月から連載が始まり、戦中・戦後の中断期間を経て一九四九年一一月二七日に「人生案内」として復活し、現在までほぼ毎日掲載されている。

＊2　一例として澁谷（2017：143）が挙げるのは以下の記事。「男性不妊の場合も不妊治療の主体は女性。妻の辛い思いを夫が理解できないと、妻はいらだちを募らせてしまいます」、「夫は、妻の辛い思いを受け止めようと努めることが大切」（生殖心理カウンセラー平山史朗。『読売新聞』二〇一六年五月一八日付夕刊、八頁）。

＊3　ダイアモンド☆ユカイをはじめとして、自身の経験を語る男性たちは、治療の結果子どもを得た「成功者」ばかりである。つまり、男性不妊の「書き手は『孕ませる性』『産ませる性』として成功者であることがカミングアウトの前提になっている」（倉橋 2017：108）のだ。だが実際には、治療を経ても子どもをもてないカップルは少なくない。また成功者ばかりが語ることは、逆にそうではない男性の経験を語りにくいものとして抑圧する

可能性もあるのではないだろうか。

＊4　「状況定義」とは、行為者が個々の行為を通じて提示していく「いま・ここ、の状況の解釈」（坂本 2005：134）を指すが、状況成員は、ある規範が真にそこで共有されているか否かを知ることはできず、手がかりは他成員の行為が、ある規範に従っているか否かの判断のみである（坂本 2005：125）。

＊5　泌尿器科専門医は全国で四七名（調査時）しかいないため匿名とし、個人情報は必要最小限とした。

＊6　精巣の組織の中から円形精子細胞（精子が成熟する前段階の細胞）を採取し、ガラス管で卵細胞に注入する最先端の顕微授精。この方法で生まれた子どもは、世界的にも数名しかいないとされている。

第6章　女性は夫の不妊とどう向き合うのか
――妻の経験の考察

1　妻の経験を捉える意味

本章では、第3のリサーチクエスチョンに基づき、不妊男性を夫にもつ女性の「男性不妊」をめぐる経験に光をあて、妻による夫の不妊との向き合い方や、そのプロセスにおける困難や葛藤、およびそれらへの対処法を描き出す。

既述したように、女性を対象とした不妊研究には膨大な蓄積があるが、その中で夫の男性不妊をめぐる経験に焦点をあてた研究はあまりない。もちろん先行研究には、男性不妊のために治療を受けている女性を対象とするものもあるが、それらの多くは女性不妊や機能性不妊（原因不明）によるケースとの混在であり、不妊男性の妻の経験に特化した研究は稀である。管見の限り日本では、前章でも触れた由井（2017）が存在するのみである。

由井は、『読売新聞』の身の上相談「人生案内」欄（一九四九年一一月二七日～二〇一五年一二月三一日）の記事を対象として、「不妊男性を夫に持つ女性」の語りを検証した。彼によれば、この期間のうち不妊原因が男性身体に帰属させられている事例は五六例あり、そのうち男性自身からの相談は四例、つまり五二例は当該女性からの相談であった。そして由井は、その五二例から以下の論点、すなわち、①夫が原因で妊娠・出産できないことの恨み、とまどい、②夫が原因で辛い不妊治療を受けていること、③子の有無、不妊治療に対する男女の温度差、④非配偶者間人工授精、⑤性交不能と子がいないことの悩みの五つを抽出し（由井 2017：114-5）、その上で「妊娠出産役割を内面化している女性の言動が、不妊男性への抑圧としても作用してきたこと」、および「性交不能の悩みは生殖不能の悩みを包含する悩みであること」の二つを結論として導出している（由井 2017：130）。

この由井の研究は、男性不妊の社会的な位置づけを考察していく本書にとっても、大いに参考になる。なぜなら「女性による意味づけが、不妊男性の置かれる状況に大きく影響する」（由井 2017：114）という彼の視点は、本書と軌を一にするものだからである。第2章第3節でも述べたが、「権力関係としてのジェンダー」を分析概念として、男性不妊をめぐる現象の理解を目指す本書において、男性のみならず女性の経験やその意味づけを読み解くことは不可避的に重要である。逆にいえば、不妊男性の妻の「男性不妊」をめぐる経験や意味づけを明らかにしなければ、当該社会における男性不妊の位置づけを把捉することはできないと考えられるのである。

そこで次節では、一一名の女性たちによって語られた、夫の男性不妊をめぐる妻の経験をみていくが、もとより彼女たちの経験は個々の文脈に依存しており、一括りにできるものではない。彼女たちの語りは、第3章第3節でも述べたように、男性のそれと比べはるかに「ナラティヴ・モード」（Bruner 1986=1998）的であり、個人の主観的意味世界をいきいきと描写する、まさに一つひとつがかけがえのない「物語（narrative）」であった。

よってここでは、彼女たちの物語の切片化やコード化といった分析手法は避け、一人ひとりの物語を丁寧にたどることで、男性不妊をめぐる妻たちの多様な経験に迫りたい。ただし記述にあたっては、冗長さを防ぐため便宜的に対象者の状況を四段階に分類する。具体的には、不妊治療を経て妊娠・出産に至った事例（第1項）、現在治療中の事例（第2項）、治療保留中の事例（第3項）そして治療を終結した事例（第4項）の順にみていく。

2　男性不妊の夫をもつ女性たちの語り

1．妊娠・出産に至った事例

一一名中四名が該当する。妊娠七か月のDwさん（夫は第4章に登場したDhさん、夫婦同席で調査）、出産から数か月後のHwさん（同様に夫はHhさん、夫とは個別に調査）、約一年前に男児を出産したMさん、妊娠六か月のNさんである。

【Mさん：旦那が、そういう目で見られるっていうのが嫌】

Mさんは「もともと生理不順とPMS[*1]がひどくて婦人科に行ってた」が、二八歳の結婚を機に、「妊娠しちゃったら、生理前症候群とか、生理がないわけだから改善されますよ」と医師に言われ「じゃあ妊活って方向」になった。彼女自身は、「正直、子どもがいないっていう生き方もありだなって私は思ってたんですけど、旦那はもう、お父さんになりたい、なりたいっていうタイプで」、夫を「お父さんにしてあげたいなって気持ちもあって」タイミング法から始めたが、一年ほどしても妊娠しない。そこで「念の為に旦那さんの方も調べた方がいいですよって言われて」精液検査をしたら、「まったく出てなかったんですよ、ゼロだったんですよ！　えっゼロってあるの？　って、びっくりしちゃって」と、当時を振り返る。「でもなんか、できないってなると非常に悲しい気持ちになるんですよね。その時に初めて泣けてきましたね。あぁ無理なんだ～みたいなショック、自分的にもショックだし、旦那がかわいそうだなって」。もちろん夫も、「私以上にショックを（受けて）。信じられないっていうのが夫婦両方共の認識で。で、もう一回ってことになって、で、またいなくて。でもテセでやるっていうのは、そこまでしなくてもいいよって私は思ってたんですけど、本人はやれるところまでやるっていう気持ちがあったみたいで」と、夫の様子を語る。結局その一年後、別の病院で再検査をし、「ごく低いパーセンテージだったんですけど、出てはいたんですよ。そこでもう、これなら普通に顕微授精できると思うからって言っていただいて」、Mさんは顕微授精を経て妊娠した。以下に示す治療中の会話は、夫婦の関係性を映し出す。

M：ほら～男性不妊じゃないですか。何となくこっちは気を遣ったつもりで、別に子どもができないからって離婚しようとか、そういうこと言わないから大丈夫だよって言ったんですけど。そしたら、そんなこと当たり前だ、そんなことで離婚されてたまるか、みたいなことを言われて（笑）なんだろうな～そういうところもいいところかなって。

実は、Mさんの夫は入籍の前年に交通事故で「死にかけた」という事情もあり、結婚から今日まで失職している。したがって現在も、生計を立てているのはMさんで、夫は家事や育児を担っている。つまり上の語りは、「男は仕事、女は家庭」という従来の性別役割分業が逆転した夫婦間で交わされた会話なのである。ただし語りからもわかるように、彼女は現状を肯定している。不妊治療中のことも「旦那が仕事してない期間だったんで、二人の時間があったっていうのは良かったかなって思います」と語り、「普段からコミュニケーションがとれてる」と、夫婦間の「信頼関係」を強調する。さらにMさんは、一度目の採卵を失敗したことを理由に、「だからわかんないですよ。旦那のせいだけにもできないなって」と述べ、「両方に原因があるってした方が、お互いに気がラク」と言い、夫を責めることは一切しない。では、彼女は不妊をめぐる自身の経験をどのように意味づけるのだろうか。

M：女性としてだめなんだ～とかは思わないですけど。変な負い目みたいなね。だから旦那に申し訳ないとか、両親に申し訳ないとか、そういうことは思いませんけど、できにくいってふうには思っています。ただ、それに対する負い目とかはないです。……私は別に、不妊のことって公にっていうか、友達とかにも今（子どもが）できたから言えるけど、できなくて顕微（授精）だったんだよってことは。ただ男性不妊のことは、旦那が、そういう目で見られるっていうのが嫌で言わないっていうのがあるんですけど。

このようにMさんは、不妊について「負い目」はないと語る一方で、男性不妊のことは隠したいと語っている。それはおそらく、「そういう目」という言葉に象徴されるように、彼女自身が男性不妊をスティグマ視しているからではないだろうか。

【Nさん：不妊治療は二人で一致】

三五歳で結婚したNさんは、「友達に、年齢的なこともあって、半年たって自分らでできんかったら、病院行った方がいいんじゃないって言われて」、その半年後「授かる気配がなかったので」来院した。「付き合っていた期間が長かったので、結婚したらもうすぐにでも（子どもが欲しい）っていうのは、二人の間で一致してました」と語るように、夫は「自分でも知りたい」と、精液検査にも積極的だったという。結果を聞いた時の気持ちを伺った。

N：聞いた時には、えっ本当に？って。主人の方がすごく運動率が悪くって、大体二〇％前後だったんですけど、基準値が五〇くらいは必要なので半分も足りてない。でも私もAMH*2っていう卵巣年齢が低くて五〇（歳）代近い数値だったので、一瞬ショックで落ち込んだんですけど、受け止めて治療をしていくしかないって決意ができたというか。

このようにNさんは検査結果を不妊治療に進む好機と捉え、肯定的に解釈している。夫の反応については、「本心はよくわからない」と言いつつも、「もしかしたら心の中では、う〜んって思ってたかもしれないんですけど、私の前では一切そういうの（否定的感情）は出さなかった」と語り、「絶対できるっていう感じで、かなりポジティブだった」と振り返る。

治療の開始は「三六になる時」、医師からは「急いだ方がいい」とせかされたが、「いきなり最終ステップまでいく勇気がなかったので、お金もかかることなので、とりあえず主人も一から、段階を踏んでいきたいっていうのは二人で一致したので、タイミング法からスタート」し、その後七回の人工授精を経て、一回目の顕微授精で妊娠した。やはり「一番しんどかった」のは人工授精の段階だったというが、では、なぜそれを七回も繰り返したのか。

N：私の中では、壁がありました。お金のこともそうなんですけど、やっぱり採卵ってなると、麻酔だとか、体の負担が大変になるっていうのは聞いてたので、はたして自分が体もメンタルもついていけるかっていう不安が大きくて、どうしても人工授精にずるずる引っ張られてしまったんですけど、でもさすがに七回もやったら、もう次は三七になる年だったので、これはもう次に進むしかないってのが、そこも夫婦で一致したので。

ステップアップに伴いNさんは、「いろいろ検討して幾つか説明会も聞きに行って、ここっていうのが主人と二人で一致したので」、病院を変える。説明会には「主人もかかわってくることなので、一緒にみてもらいたいなと思って」、夫婦共に参加した。このようにNさんの夫は終始協力的であり、人工授精の失敗が続いていても「来月また頑張ったらいいやん」と、常に「前向き」だったという。他方でNさんも、夫には次のような気配りをしていた。

N：だから私も、なるべく暗くならないようにはしていました。たまにまぐれで（精子が運動率の）基準値超える時もあったので、そん時は、ほめてほめて持ち上げてっていう感じで（笑）。あなたのせいよとは絶対言ってはダメだと思ってたので、私も自分が一こだけ年上で、年齢的なものもあるので、私の中ではおあいこだなくらいに思ってた。

Nさんもまた M さん同様、不妊原因を夫のみならず自分にも帰することで、夫婦関係を良好に保とうとしていた様子が窺える。子どもを望んだ理由も、「好きな人との証というか、この人の遺伝子が見てみたいってすごく思っていたので」と、夫への愛情を全面的に表す。

妊娠した今、不妊や治療について意味づけてもらうと、以下のような語りが返ってきた。

N：お互い体にすごい自信があったので、病院にもめったに行かない、縁がないので、どっちも不妊っていうカテゴリーとしては認めたくないって気持ちが大きかったと思います。今はでも、高度医療の力を借りないと、結局はできなかったんじゃないかっていう思いもあります。私は年齢が、高齢出産の年齢になっているし、主人は運動率と精子の数も少なかったので、やっぱり高度医療の力を借りないと、こういう結果にはならなかったのかなっていうのは、私は感じています。……ただ、治療することによって夫婦の絆も深まったと思ったので、自然にできていたら、ここまで絆も深まることはなかったと思うので、無駄ではなかったのかなっていうのは、思いたいですね。

この語りには、不妊経験をめぐる両義的な解釈が読み取れる。すなわち不妊は、身体的には「認めたくない」と否定的に扱われるものの、不妊治療をすることで、「夫婦の絆も深まった」「無駄ではなかった」と肯定的に評されるのである。しかしその評価は、不妊治療が成功したからこその「物語」なのではないだろうか。

【Dwさん：夫には子どもがいた方がいい】

Dさん夫婦は、第3章でもみたように、結婚一〇年目にして初めて不妊検査を受け、無精子症が判明するも手術によって精子が採れ、二回目の顕微授精で妊娠に至った事例である。夫のDhさんが「二人がいい」と思いつつ、「奥さんを尊重して」精液検査を受けたことはすでに述べたが、妻であるDwさんは、どのような思いで検査に踏み切ったのだろうか。

Dw：お互いに何もないと思ってたので、ほんとにタイミングだけだろうって思ってたので。それがもう、一〇年目に来た時に、先のことどうするかってことにシフトしてきて。旦那さんの方は、このままでいいって。でも私の中で、ちょっと後悔が残って終わっていくよりも、やることやって、検査して悪かったってなっても、検査しなかった、で終わっちゃったら、(原因が)あるかもしれないって思いながら生きていくのが嫌で。どっちかに原因があっても、その先どうするかっていうのは、また別の話だから。

このようにDwさんは、曖昧なまま「生きていくのが嫌」という思いで検査に踏み切り、その先は「別の話」と言いながらも、結局は夫を巻き込み、不妊治療を選択した。もともと夫婦は、共に「不妊治療してまで授かること」への違和感があり、だからこそ「自然に任せて」一〇年間過ごしてきたのだが、その間、夫婦のベクトルには、ずれが生じていたようだ。夫婦だけの暮らしが心地よく「二人がいいいな」と思うようになった夫の陰で、妻は「何回も泣いたし、何回も……」と語るように、親や周囲の人からの圧力や疎外感に苛まれていたのである。顕微授精を受けたことについては、「でもそれしか道がないから、すごい怖かったんですけど、もうそれしかないからしょうがないって」と、受け容れられたという。

夫婦同席は承知の上でDwさんに「別の男性と結婚していたら、自然妊娠していた可能性もありますが、ご自身では自分を不妊とは思わないですか」と問うてみた。すると「う〜ん」と黙考する彼女の横から、まずは夫であるDhさんが「僕は、奥さんは不妊症だとは思わないですよ」と答え、「って考えると難しいですね、個々の単体同士ではそういう症状であっても、組み合わせで違う未来になるって考えると……難しいですね」と、彼女は言葉を濁した。終盤、「お二人でもよかったのが、そこまでしてお子さんをもとうとした理由は？」と尋ねると、しばらく思慮した後、夫の沈黙を破ってDwさんは次のように答えてくれた。

Dw：たぶん（子どもが）いた方がいいと思うんですよ。（夫は）性格的に、たぶん向いていると思うし、子育てに。いいお父さんになるんだろうなって思うから、いた方が絶対いいと思うんですけど、そこはやっぱり女の人との考え方（の違い）なのか、感情の部分じゃなくて、この人の発想が、理屈っていうか、いなくってても二人の生活自体には何の影響もないっていうことにスポットが浴びるんだけど、もし感情の部分を探るとすると、いた方がいい、向いてるし豊かになるなって、女の人から見ると感じるんです。

興味深いことに、ここで彼女が語ったのは、夫に子どもをもたせたい理由であった。逆にいえば、彼女の語りには「自分のため」という視点が欠けていた。それはなぜなのか。もちろん夫婦同席の影響は否めない。加えて「夫のため」を強調することで、不妊治療という選択を正当化したかったのかもしれないし、それを夫に言い聞かせたかったのかもしれない。実際、この語りの直後にDwさんは「どう？」と夫の方を向き、「あんまりそういうリンクの仕方をしないんで」と続けたが、それに対する夫の返答は「しないね〜」の一言であった。

一七組の不妊夫婦にインタビューを行った西村は、女性が子どもを望む理由として「夫のため」を挙げるのは、「子どもをもつことを夫が望んでいるからでもある」（西村 2004：120）と述べた。しかしDさん夫婦の事例は、必ずしも夫が子どもを望んでいなくても、妻は「夫のため」を理由とし、さらには、夫の側も「妻のため」に不妊治療を受ける場合があることを例証するものであった。

【Hwさん：子どもは、私が欲しかったから】

Hさん夫婦は一五組の対象夫婦のうち自然妊娠に至った唯一の事例であり、Hwさん自身は不妊検査も治療も一切していない。また、妻に内緒で夫が精液検査を受けた唯一の事例でもあり、結果を聞いた夫が失望して妻への告知を躊躇した経緯は、既述したとおりである。

夫のHhさんによれば、「奥さんは、僕が（精子の）運動率が0％だよって紙を見せた時、すごいショックを受けていた」というが、実情はどうだったのか。その時の状況をHwさんに尋ねると、「でもなんか、勘付いてはいたというか。そもそも子づくり自体があんまりできていない感じだったので」と述べ、事実を聞いた時には、「やっぱりというか、あっそうなんだ的な」感じがしたという。夫の治療については、「薬をもらったらできるようになったから前向きになれた」と評価したが、妊娠するまでの約二年間は、夫が男性不妊であるがゆえの苦労もあった。「生理が来る度に、すごい言いづらかったのはありますね。めっちゃ（夫が）落ち込むから、かなり落ち込みようが激しかったから……先にわかるのが私なんで、私も落ち込むけど、一回整理してから（夫に）言うみたいな」というHwさんの語りからは、男性不妊である夫への気遣いが読み取れる。Hhさんによると、子どもを「熱望」したのは妻の方だったというが、その理由は何だったのか。

Hw：もともと私はすごく欲しかったんで、子どもが。ほんとはすぐ欲しかったんですけど、なかなかできないから……周りがどんどん妊娠していくんで、たぶん私の周りの中では一番遅い、できたのが。それがちょっと嫌だったっていうか、焦りましたね。
＊：じゃあ、周りのプレッシャーとかが？
Hw：プレッシャーっていうか、私が欲しかったから。
＊：あぁ、周りというより自分がね。じゃあ、欲しいなっていうのは、どうして？
Hw：子どもが好き。あと、三〇（歳）までには欲しいと思ってたんで、年齢的なものもありました……三五までには二人欲しいなっていうのがあったので。

このように「子ども好き」を表明する妻とは対照的に、夫が「二人でもいい」と思っていたことはすでに述べたが、現に父親となった今、夫は子どもにどう接しているのだろうか。「でも産まれたら、かわいいってなって。他人の子にも興味を持つようになった」というHwさんの語りからは、子どもの誕生による夫の変化が窺われる。「やっぱり二人目も欲しい」と繰り返すHwさんは、「できることを願って、自然に」と述べ、「何かあればまた泌尿器科に行かせます」と、次を見据えていた。最後に「ご自身は自分のことを不妊だと思いますか」と問うと、「ちょっとはあるかな、できなかった期間が長いから」と答えてくれた。

2. 不妊治療中の事例

一一名中三名、Gwさん（夫は第4章に登場したGhさん、個別調査）、Jさん、Oさんが該当する。彼女たちの語りには、渦中にいるだけに、治療に関する苦悩や葛藤が他の段階と比べて頻出する傾向がみられた。中でもJさんの語りは、時に涙ぐみつつ三時間にも及び、まさにフランクが提示した「混沌の語り」（Frank 1995=2002：139-40）、すなわち「一貫した継続性を欠いているという」特徴を表出する語りであった。

【Jさん：もし他の人だったら、私もこんな辛い思いしなくてもよかったのかな】

Jさんは三〇歳で結婚、夫婦共に子どもを望んでいたため、ほどなく産婦人科を受診した。というのも彼女は毎年、子宮頸がんの検診を受けており、自身に「卵巣嚢腫」があると知っていたからだ。するとその病院では、「初日にカップ渡されて、早めに男性の方も検査できるから」と、精液検査が行われ、早々に夫の無精子症が判明した。自分も夫も、「できない理由が夫とは、まさか0％も思っていなかったので……頭が真っ白になった」というが、子どもを望むなら次に進むしかない。夫は紹介された泌尿器科で詳しい検査を受け、その結果「非閉塞性無精子症」と診断されるも、同病院ではMD-TESEができない。そこで彼女は、「いろいろ調べ尽くして」、「精子がなかった時に精子細胞での治療＊3を積極的にやってくれる」遠方の有名クリニックを選択する。MD-TESEによって回収された夫の精子は凍結保存され、「夫のオペの次の月から排卵誘発剤使ったりして、採卵からの顕微授精が始まり」、Jさんはこの一年間に、三回の採卵と二回の胚移植を経験した。

J：私は三回採卵してますけど、順調に卵も採れるし、むしろ誘発した分だけどっとできるんですよ、二〇個とかできるんで、OHSS＊4も毎回なって。で、その周期の移植はいつもできなくて、一、二周期おいて凍結した胚移植を、過去二回やってるんですけど。でも結局、自分の体と向き合うことじゃないですか、治療って、男性に理由があっても。そこで卵もいっぱいできてグレードもいいって、紙でもらうんだけれども、数日後に培養の確認、凍結確認をすると一六個、一七個採れても、凍結できてグレードのいいのは二個しかないとか、どうしようもないんですけど。でももうやっぱり、男性と女性、二つ合わさっての卵ですから、できないものは無理なんだなって、最近は思うようにしてますけど。通常男性に問題がなければ、一六個とか一七個も採れれば、もう二、三回とかね、移植するぐらい余剰胚ができるぐらいなので悲しいです。

この語りは、男性不妊が主因でも、女性身体が圧倒的に治療対象とならざるを得ず、そしてそれゆえに、女性が身体的・精神的苦痛を被っているといった、先行諸研究が度々指摘してきた不妊治療におけるジェンダー・バイアス（柘植 1996など）を具現化している。先の章でみたように、精子採取術が男性の心身に苦痛をもたらすものであるとはいえ、男性の手術は多くの場合、何度も繰り返されることはない。誤解を恐れずにいえば、男性は精子を提供することさえできれば、夫としての役割をほぼ果たしたともいえるのである。ただしJさんの語りには「男性に問題がなければ」など、男性不妊への非難めいた思いも垣間見える。

以下に示すように、そうした思いは夫との関係性にも影響を及ぼしているようだ。

J：私はほんとに排卵誘発もたくさん採れるので、もし夫の方に問題がなかったら順調にいってたのかなって常に思いますし、もちろん今後も夫と一緒にいたいとは思いますけど、やっぱり子どもを産んで育てるっていうのは、私の中ではライフプランの中で絶対だったので、夫のことは好きなんですけど、一緒にいて私の夢はかなわない可能性の方が高いって思うと、夫に対する気持ちとかも、時々夫とうまくかかわれない自分がいて。あの～本気で思ってるのかわからないんですけど、もし他の人だったら、私もこんな辛い思いしなくてもよかったのかなってのは、やっぱり時々思って……

＊：それは、そういうお気持ちはご主人には？

Ｊ：夫に話すこともあるんですけど、でも結局、言い過ぎると夫を苦しめることになるんだってことを、この一年で思ったので。夫が努力してどうなるってことでもないので。

明らかにＪさんの心には葛藤が生じている。彼女にとっては子どもを産み育てることも夫も、どちらも大事だが、「可能性はゼロじゃないけど、ほぼゼロに近い状況」と、子どもについては極めて悲観的で、「いつがやめ時なんだろうってのは、いつも頭のどこかにあります」と語る。では、彼女はどうやって現実と折り合いをつけようとしているのだろうか。

Ｊ：う～ん、いろいろ考えます。結婚して子どもが絶対に欲しいって思ってて、当然のライフプランだって思ってたんだったら、どうして結婚前に二人とも検査してってステップを踏まなかったんだろうとか。でも検査してわかってたらどうしてたんだろうとか。だから、今だから言えることなんでしょうけど、それをしていたら私はたぶん結婚できなかったかもしれないから、う～ん、まぁこれも運命なのかな～と思うようにしていますっていうか、そう思わないと辛いというか、気持ちのやり場がないというか。

Ｊさんは「運命」という言葉で現状を意味づけ、乗り越えようとしている。ただ一方、「最近は養子縁組の情報を、もうちょっと知ってみようかなと思っています」と、養子縁組にも関心を持ち、「夫はわからないです」と言いつつも、選択肢の一つに入れようとしていた。

「自分のことを不妊だと思いますか」という問いには、しばらく考えた後、「難しいですね。でも思う面もあります。私自身にも卵巣嚢腫があるので、夫が問題なくても、私自身の体だけでも、何らかの治療をしなければ難しいってのはあったかもしれないので、そう考えると不妊って思う面もありますし、あとはカップルの話ですから、そう考えると不妊なんだなっていうのは、思います」と述べた上で、「でも私の方は、幸い採卵も可能だったので、特に治療はしてないんですよ」と、自分に問題がないことを付言したのが、印象に残った。

【Gwさん：子どもは欲しいけど、でも一番は主人】

Jさんとは対照的に、Gwさんには「子どもか夫か」というような葛藤はない。彼女は第4章で登場したGhさんの妻（インタビューは別々）であり、Ghさんも当初は無精子症が疑われるほど重篤な男性不妊であったが、「子どもは欲しいけど、でも一番は主人だから」と明言するなど、彼女の中での優先順位は明確だ。実際、「最初（無精子症と診断された時）に私は、子どもができなくても別れるつもりはないよって」夫に話したというようにGwさんにとって最も大切なのは夫婦の生活である。したがって、養子縁組やAIDについても「彼との子どもが欲しいから、そこまでして欲しいとは思わない」と断言する。つまりGwさんとJさんとでは、子ども願望の程度が異なるのである。Jさんは子どもの存在を「ライフプランの中で絶対」と意味づけていたが、Gwさんは「絶対欲しいねっていうより自然の流れ」と解釈する。彼女が大事なのは、まだ見ぬ子どもではなく、あくまでも夫なのである。

その思いは、夫よりも先に精液検査の結果を知った時の、以下の語りにも見て取れる。

Gw：私、自分に問題があるって思ってたから……だから、まさか主人の方に原因があると最初言われたから、逆に申し訳ないと思いました。傷つけちゃうな〜って。なんか男の人に精子がないって、死活問題じゃないですけど、すごく傷つけることじゃないですか、伝えること自体。なので、主人の前では泣かなかったけど、母に電話して泣いて。
＊：その泣いたっていうのは、どういう感情なんでしょうね？
Gw：あっ傷つけちゃうって、申し訳ないなって。
＊：それが一番大きいんですか？
Gw：子どもができないかもしれないっていうことよりかは、主人を傷つけちゃうかもしれないっていうことの方が大きい。

このようにGwさんは、無精子症が男性にとって脅威になると考えており、それゆえに夫が傷つくことを懸念している。彼女からすれば、「自分に問題がある」のは構わないのだが、無精子症という診断は、夫に「申し訳ない」ことと意味づけられるのである。

現在の状況をGwさんは、「一応（精子が）見つかって凍結してるんです。だから今度は私の卵が育つまでなんで、だから〜今度はそれが負担になっちゃって、プレッシャーになってます」と語る。夫の精子が見つかったのは幸運だが、逆にそれは、妻への圧力にもなり得るようだ。そうした状況も踏まえて「自身を不妊と思うか」と尋ねると、「でも一回目、薬のんで卵、育たなかったし、多のう胞（卵巣）＊5、ＡＭＨの値がちょっと高くて。それを考えると、私も不規則な生活をずっとしてきたので仕事柄、だから少なからず影響はあるんだろうなって。ただ一回目ダメだった時に、はっきりと先生から言われたわけでもないですし」と、肯定とも否定ともとれるような語りが返ってきた。

今後に関しては、「また月経が始まったら、様子を見ながら卵の成長を見ていくので、まだ次の治療方針は決まってないんです」という彼女だが、他方で「どこをゴールとするかも考えなきゃいかんね〜って（夫と）話して、一応三五（歳）で考えてるから、今年一年頑張る気でいますけど」と冷静に構えており、子どもに対する執着心は表さなかった。

【Oさん：原因があるのは夫なのに、問題を抱えているのは私】

Oさんは二九歳の時、生理不順を治したいと婦人科に行き、勧められるままに不妊検査を受けながらタイミング法を試した。「二八歳で結婚、しばらく働いて子どもは三〇代になってから」と計画していたOさんは、「時期尚早」と思いつつも「子どもは私の人生に必要なパーツ」と不妊治療に踏み出した。ところが一年たっても妊娠しない。Oさんに異常がないことは一連の検査でわかっていたので、残るは精液検査である。夫も快諾し、すぐに検査を受け、二人で聞いた結果は、「精子の数は十分だけど、奇形が多くて運動率もかなり低いから、自然妊娠は厳しい」という説明だった。

O：えっそうなの？　っていう驚きと、だからできなかったんだって、妙に納得したのを覚えています。でも夫は、やっぱりものすごくショックだったみたい。だってすぐ、その帰り道で、「二人だけの人生でもいいんじゃない」って言ったんですよ。

今となっては一〇年前のやりとりを思い出すことは難しいというOさんだが、結局は夫の提案に従い、不妊治療を断念した。「やっぱり夫がかわいそうで。子どもは欲しかったけど、夫の気持ちを踏みにじってまで続けることはできなかった」と当時を顧みる。言い換えればこの時、彼女は子どもよりも夫を選んだのである。仕事も充実していたし、夫婦には共通の趣味もあって、「二人だけの人生も悪くはなかった」けど、四〇歳が近づくにつれてOさんは焦りだす。「治療したっていうけど、私はまだ体外受精も顕微授精もやってない。やってもできるかどうかわからないけど、やらないで終わるより、最後に一回だけトライしたい」と夫を説得し、四〇歳で不妊治療を再開した。「でもダメだったんですよね。卵はいいのができたんだけど、着床しなかった。もちろん難しいことは、頭ではわかってましたけど、でも期待してる自分もいて。ダメだってわかった時は絶望して、落ち込みがひどくて、しばらく立ち直れなかった」と、初めての体外受精を述懐する。傍らで夫は、「本当に心配して、自分のために申し訳ないって」謝罪したというが、次については彼女自身も逡巡している。

O：私は、就職して結婚して子どももってずっと思ってきたけど、夫が男性不妊で、治療したくないって言われたから、こんなことになっちゃって。もちろん私も同意したわけだから、文句は言えないけど、もっと早く体外受精していれば、こんなことにならなかったはずだって、夫に八つ当たりしたり。まぁ今さら後悔しても遅いんですけど……またダメだった時のショックを思うと、次はどうしたもんかと、正直、悩んでいます。

もとよりOさんにも、「子どもか夫か」と葛藤する時期はあった。「三〇代は辛かった。友達の出産祝いに行っては落ち込んで、私も別の人と結婚してたら今頃はママになってたのに～とか」思って、実際「夫に、別れたい、もう私を自由にして」と切り出したこともあったが、夫は「いつもごめんごめんって謝るばかり」で、一向に動じなかったという。「今はもう、夫を変えても子どもは無理だし、それ以外は申し分のない主人なんで」と、Oさんは微笑みつつ、自身の不妊については、次のように語ってくれた。

O：子どもが欲しいのにできない、という意味では私も不妊。っていうか、原因があるのは夫なのに、彼は子どもがいなくても平気で、私はずっと問題を抱えている。普段は普通に暮らしてても、何か壁に突き当たると、子どもがいないせいだってすぐに思っちゃう。子どもがいないから不幸なんだとか（笑）だから、そんなふうに思ってるうちはまだまだ不妊。思わなくなれば、その時やっと不妊から解放されるんじゃないかな。

Oさんの語りからは、不妊という状態が、単に身体の問題ではなく、心理的・社会的な問題であることが理解できる。身体的に「不妊」と同定されるのは夫であるにもかかわらず、彼は社会的には不妊ではなく、むしろ彼女は自分だけを「不妊」とみなしている。しかも「解放」という言葉が示唆するように、その「不妊」という意味づけは規範性を帯び、彼女自身を束縛するものとなっているのである。

3．治療保留中の事例

一一名中二名、Awさん（夫は第4章に登場したAhさん、夫婦同席で調査）とIさんが該当する。Aさん夫婦は前章でみたように、精子不在は確定したものの、さらにROSIを希望しているため、Iさんは、現在は休止しているが凍結胚を保存中で治療再開もあり得るため保留中とした。Aさん夫婦の事例はすでに詳述したので、まずはIさんの事例をみていく。

【Iさん：私ひとりですよ、全部】

Iさんは三〇歳で結婚、仕事に追われ「なんとなくしてたら八年たってしまった」と語る。当初より子どもを望んでいた彼女は、「ブライダルチェックとかいろいろしたんですけど、何の問題もないんです、私は。だから絶対、夫（が原因）だと思っていました」と断言する。不妊治療は三八歳で開始、「始める時に一応、二年間まで」と相談はしたが、ちょうど夫の単身赴任とも重なり、「私ひとりですよ、全部」と述べる。検査の結果、やはり彼女は「年齢以外問題ない」と診断されるが、高齢のため体外受精を選択、それに伴う採精で精子の異常が判明した。したがって夫は精液検査すら受けていないが、一方でIさんは二年間に七回の体外受精と六回の顕微授精を受け、三回妊娠するもすべて流産という結末に至っている。

I：だから、採卵の時にだけ帰ってきてもらって、一緒に病院に一瞬行って、彼は採精したらすぐ（赴任地に）帰る。もう、とんぼ返りですよね、彼は。

＊：ええっ？　でも、ご主人は、（Iさんの）ケアとかされないんですか？

I：ないです、（ケアは）ゼロですよね。（私の状態を）見てないから。

＊：でも流産の時は、さすがに……？

I：いや〜だからそれは、私がかわいそうっていうより、男の人っていうか彼の場合は、成果があったかどうかが大事みたいで。たとえば最初に採卵ができましたって言ったら、私けっこう、たくさん採卵できるんですよね。二〇個くらい採れたりするので。それで彼は満足する。で、自分も最初の時は、一回その場で（採精）やった時は、ダメだったんですよ（精子が）少なすぎていいのがいなくて。で、二回目、ほんとは翌日よくないんだけど、帰らなきゃいけないから、翌日にしなきゃいけなくて。でもそれでも、一応、採れるわけじゃないですか。それで彼的には満足、もうゼロじゃないから（笑）。

このようにIさんは二年間、孤軍奮闘で頑張ってきた。夫に対しては、「自分に問題があるのにまったく自覚がない、私をいたわる気持ちもみられない」と不満はあるものの、とりたてて何かをして欲しいとも思わない。では、彼女は施術の失敗や流産後の感情を、どのように処理しているのだろうか。「私、理系だからなのか、もともとなのかわかんないですけど、受精率とか年齢的なものもあり、成功率はどれくらいの割合になりますよと言われると、まぁこれくらいなのかな〜とか思っちゃうので、だからしょうがないみたいに思えるので」と感情的な問題は、あまり尾を引かないという。他方、身体的苦痛については「でも体がきついですよね」と訴え、「二年間ずっとホルモン剤、打ち続けるじゃないですか。それも何本か。それは、体がきつかったんだな〜っていうのは、最近よくわかりました。（治療を）やめてもう、すっごいラクですよね。いかに負担だったか。やっぱだるいし、頭痛もいつもするし、頭がぼーっとしておなかも調子悪いですし、それはたぶんあったんだなって、今わかった。なんかホルモン剤漬けになってた（笑）」と、治療中を振り返った。

現在は仕事に集中しているというIさんだが、また治療を再開する日は来るのだろうか。

＊：あと一つ、凍結胚があるんですよね？

I：そう、だから、これどうします？　破棄しますか？　って聞かれたけど……

＊：期限とか決まってるんですか？

I：いや、決まってない、更新していくので。だからお金の問題ですよね。まぁ可能性は低いだろうけど、破棄って、なんかかわいそうじゃないですか。だからまぁ、破棄はできずにいるって感じですね。

＊：子どもについては、今はどんな？

I：あぁ、でも、別にいなければいないでもいいかなって思ってきたので、だんだん。

不妊治療を経験し年齢も重ねた今、Iさんの子ども願望は薄れてきたという。そもそも自分には原因がないIさんに、あえて「自分を不妊と思うか」尋ねてみた。

I：でも、今の医学の状態では不妊じゃないと思うんですよ。先生も違うと言ってるんですけど。でも実際、妊娠まで至らないわけですから、そうじゃないかと思ってますね、今の年齢だと。若い時はわかりません。わかりませんけど、今はそうだと思っています。

このようにIさんは「若い時」はともかく、また医学的には否定されるけれども、「今の年齢」の自分の状態を「不妊」であると捉えている。しかし彼女の物語には、後悔や悔恨といった感情は、まったく読み取れない。むしろ現実を受け止めて割り切っているといった冷静さすら感じられるが、そうした印象はどこから来るのだろうか。それはおそらく、彼女の自己決定・自己責任を是とする姿勢、別言すれば他罰的ではない姿勢に由来する。もしも別の男性と結婚していれば、自然に子どもを授かった可能性が高いが、Iさんに配偶者選択について尋ねると「いや〜しょうがないかな〜夫で」と、笑いながら答えてくれた。

【Awさん：子どものいない人生が考えられなくて】

同様にAwさんも、配偶者選択には迷いがない。ただし彼女は、どうしても夫との間に子どもが欲しい。それゆえ、前章でみたように、もう一度だけ夫にMD-TESEを受けてもらい、ROSIという新規な技術に挑戦してみたいのだ。そして、それでも子どもが得られない場合、彼女が考えている最終手段は養子縁組である。

Aw：私はやっぱり、子どものいない人生が考えられなくて。だから最終的に養子縁組も頭の片隅にあって、本当は夫の子がいいですけど、二人で育てるのもいいかなって、私はですよ、彼は違うかもしれないけど。この人の、人となりがいいから、育てれば、遺伝子は違っても、育て方で。だから、一緒に育てていきたいっていうのはあります。

こうしたAwさんの思いを、夫が「エゴ」と断じて反対していることは、第4章でも紹介した。自らの身体に不妊原因があるにもかかわらず、子どものいない人生を肯定的に受け容れられる夫と受け容れられない妻、という男女の対比には、現代日本の「性と生殖の舞台《リプロダクティブ・アリーナ》」（Connell 2002=2008）におけるジェンダー編成が、そのまま表出しているものと思われる。

4. 不妊治療を終結した事例

一一名中二名が該当する。Kさんは夫がMD-TESEを拒否して、Lさんは精子の不在が確定して、それぞれ治療をやめている。

【Kさん：出産よりも子育て】

もともと「母親と葛藤があって、子どもをもつことに積極的じゃなかった」というKさんが、不妊治療に踏み出したのは四一歳の時、「そろそろリミットだなって思って、排卵日とか特定できたらいいしねって、軽い気持ちで」来院したという。しかし血液検査の結果は思わしくなく、医師からは「FSH*6高いし四〇過ぎてんでしょ、厳しいよね」と告げられた。予想外の展開に衝撃を受けたKさんは、その夜、夫に対し「申し訳ない気持ちでいっぱいになってしまって。私がのんびりしてたから、子どもがもてないかもしれないって言って、泣きました」と語る。ところが結婚以来、子どもを望んでいた夫は、「今は医療が発達してるから、俺たちはこの年でも子どもが授かれるかもしれないんだよ、頑張ろう」と妻を激励する。夫に後押しされ一連の検査に臨んだKさんは、「タイミングもとったんですよ、夫が調べる前に、お薬も飲んで……で、最終的に体外受精にいく前に、夫の検査もしなきゃいけないねって話になって、ついでにって感じで」、夫も精液検査を受けることになった。

K：夫婦で行って精子の検査してもらったら、「非常に言いづらいんだけど、精子が見つからないんですよ」って。もう青天の霹靂ですよね。夫も「え〜⁉」みたいな。そこで「泌尿器科の先生も来てるから、予約していきますか」って言われたんですけど、夫もまっ白だし、私も今はそこまですするのかわからないので、「とりあえず考えて電話します」って言って、逃げるように帰って来たんですよ。でもそこで私は、ほっとしたところもあって、あ〜私だけのせいじゃなかった〜みたいな。ただ主人のショックは相当でした。その日、夫は「生物学的に虫けら以下だ」みたいなことを言い出して……

この語りには、夫婦の衝撃の大きさがありありと見えるが、とりわけ夫の「虫けら以下」という言葉には、男性性の揺らぎも垣間見える。一方で妻は、「ほっとしたところもあって」と本音を明かすが、今度はここから彼女の新たな葛藤が始まる。「逆に私が慰める、じゃないですけど、次の治療のことも言い出せなくなって」と、Kさんは当惑した日々のなか、行政による不妊相談を訪ね、そこで「保健師さんに優しい対応をしていただいて、けっこうラクになって、夫に改めて話をしてみようって思って」、ようやく夫と向き合えたという。妻の気持ちが通じたのか、「夫もちょっと考えたみたいで、また頑張ってみるって話になって」、今度は「県内で一番有名なクリニック」を選び、そこで夫は泌尿器科医の検査を受けた。

検査の結果、夫の無精子症は非閉塞性と確定した。医師からは、精子の回収率は約二割と宣告され、「さらに遺伝子検査*7という方法もありますが、お金がかかるのでお二人で考えてみてください」と告げられた。すなわちこの検査をすれば、MD-TESEを行う前に精子回収の可能性の有無が判明するというのである。相談の機会を窺いつつ、ある日Kさんが切り出すと、夫は「いいもう、それはしないいって言って。私もそこで、しようしようとは言わず、わかったって」と、即答したが、遺伝子検査をしないということはMD-TESEもしない、つまり実子をもたないということだ。そこで代わってKさんは、特別養子縁組*8を提案する。出産を先送りにしてきた彼女だが、子どもをもつことに積極的になったのだろうか。

K：私、出産にはそれほど興味がなくて、育てたいって気持ちが強いんだと思うんです。でも夫の方は、それは考えられないって。人様の子どもを育てられる気がしない。俺は何回も、最初に無精子症って言われた時と、次の泌尿器科医にやっぱりダメですって言われた時と、私がまだ子どもは欲しくないって言った時と三回諦めてきたんだって。

もともと子どもを望んでいたのは夫であったが、彼が望むのはあくまで実子である。夫は小学校教員の経験もあり、生来の子ども好きだという。「ただ真面目なので、人様の子をちゃんと育てられるかわかんないのに、育てられるかって感じ。かわいいだけじゃ無理だろ」というのが、夫の見解だという。それから約一年、夫婦間で養子の話はしていない。「今の夫婦仲は良好なんです、はっきり言って。だって揉めるものがない。……でもなんか中途半端に一年ぐらいきちゃったので、そろそろ言ってもいいのかも、夫も気持ちが変わったかもしれないし」と、まだKさんは養子縁組を諦めてはいない。臨床心理士として児童養護施設に携わり、子どもや里親と接触する機会も多い彼女にとって、養子縁組は他人事ではない。なぜ今、子どもが欲しいのかと問うと、「子どもがいなくてももちろん素敵な夫婦になれると思うんだけど、私たちは子どもを育てるという経験をした方が、より多くの人生の、彩りでもないし～なんだろ～深みがでるというか、いいんだろうな～と」と答えてくれた。彼女にとって子育ては、「夫婦のため」に必要な経験として捉えられているのである。

【Lさん：実はセックスレスで悩んでた】

Lさんは、不妊治療を終結した現在、夫婦関係をも解消しようとしている。治療をやめた数か月後に「私、独りで考えたい」と切り出し、今は離婚を前提に別居中である。結婚は二九歳、しかし五歳年上の夫とは、実は二年間の遠距離恋愛中から「セックスレス」*9という問題を抱えていた。それでも結婚に踏み切ったのは、「友達がみんな結婚していくので寂しくて、三〇過ぎたら結婚できないってどっかで勝手に思い込んでいて」、たまたま「そんな時に夫に出会って、夫は生き方が無難な人なんで結婚に向いている」と思ったからだという。

結婚後、Lさんは単独でカウンセリングを受ける。「やっぱり寂しさもありましたし、体の関係がまったくないってのは、どこかこう歪んでいた」と、その理由を述べる。

L：まだ子どもはいらないけど、セックスがうまくいかないのは不満だって言ったら、行動療法的なものを教えてくれて。一年ぐらい、それに取り組んだんですよ。でもやっぱりうまくいかないし、そろそろ子どもも欲しいし。それでセックスの問題はちょっと置いといて、子どもは人工授精かなにかでもうけようと思って病院に行ったら、「まずはご主人の精子を持ってきてください」って。で、持っていったら「まったくいない」って、「うちでは対応できないから、専門病院へ行った方がいいです」って言われて。

そこでLさん夫婦は転院し、「私自身も卵子を採りだして検査をやり」、数か月後には夫もMD-TESEを受けたが、「結局いなかったんですよ、夫の方は」という結末を迎えた。

L：夫は思ってなかったみたいですよ。まさか（精子が）いないとは思ってなかった。

＊：そう、でもセックスレスが……

L：でもそれは関係ないみたいですよ、全然。原因とかはわからないんですけど。でもショック受けてたのはわかりました。結局いないってことはどうしようもないし……切ってみようって言われた時は、精巣の中にはたぶんいるって話だったので、望みはつないでましたけど。でももう、疲れちゃったってのがありますね。結婚一年半くらいの間にこんなに衝撃的なことが続いて。もう離れたいみたいな気持ちが出てきたと思う。

この語りからは、男性不妊をめぐる検査や治療がLさんを疲弊させ、離婚の引き金となったことが読み取れるが、彼女自身は根本的な原因はもっと別のところにあるという。それが語られたのは、セックスレスを親に伝えたのかと尋ねた、以下の場面だ。

L：いや、言ったのは不妊の段階にきてからです。流れとして一応、実は前からセックスレスだったって話をしたんですよ。でも親は、それはどうでもいいみたいで。けっこう大事な問題だと思うんですけど、不妊で二人は悩んでると思ったみたいで。でも、実はセックスレスで悩んでたんですよ。根本的な問題がうまくいっていれば、二人の信頼関係ができてれば、たぶん私は子どもができないってことに関しても、もっと受け容れてたと思うし、支える気持ちになったと思うんですよ。でも一緒に考えているっていうより、すべてのことに対して私が動いてたっていうのが否めなかったし……それでセックスレスを隠して、っていうか二人だけの問題にして次（不妊治療）に進もうとしたけど、次もうまくいかないから、もう戻れなくなってしまって。最初は性の問題も長い目で考えようと思ってたんだけど、不妊治療もうまくいかなくて、戻れなくなっちゃったんですよ、お互いに。もう今さら、性の問題へ戻ろうかって感じにはなれなかった。

このようにLさんにとっての離婚の根本原因は、セックスレスを起点とする夫との関係性にある。夫婦の間に信頼関係があれば、男性不妊も夫婦で乗り越えられたのではないかと、彼女は考えているのだ。ただしLさんは、一方的に夫を責めているわけではない。「私が結婚のことばかりで、夫のいろんな側面を見てなかったんです」と反省し、「結婚っていうものを、体験させてもらったのは良かった」と、感謝の念すら表すのである。

L：友達が二六、七ぐらいでみんな結婚して、やっぱりみんなと違う人生を歩むってことが、当時は不安だったと思うんです。なかなかオリジナルな生き方って見つけられなくて。たぶん人と同じことをやって安心っていうのが、どっかにあったんだと思うんです。

＊：もともとは、仕事はしても、結婚して子どもを産んでって思ってたんですか？

L：あんまり思ってなかったですね。だから逆にラクなんです、今の生活。もしかしたら私、一般的な女性の生き方をするタイプじゃないんだと思うんです。結婚したってこともあって、枠の中に一生懸命入ろうとしてたんだけど、私自身、気づきました。誰と結婚しても、結婚って私にはあまり合ってないんだろうなって。結局は、社会とか世間とかにとらわれてたからしてたんだと思うんですよ。すごく子どもが欲しいわけじゃないんですよ、私は。だからもう、結婚はしないし、子どもを産む意志もないんです。

このようにLさんは、結婚生活を意味づけ「後悔はない」と明言する。ただし不妊治療については、「時々ちょっと、う〜ん、夫より私の方が、女性の方が実際、辛いじゃないですか。あの時の辛さとか痛みとか、やっぱりものすごく辛かったんですよ、(卵を)採りだす作業が。それが時々よみがえってきて、苦しい気持ちになったことがあったんですよ。自分がすごくかわいそうな気持になって。そのシーンを思い出して自分が辛かったって」と、感情をあらわにする。Lさんの場合は、本人には原因がなく、夫の精子も見つからなかったため、不妊治療を行う前の検査段階で終結しているのだが、彼女自身が「不妊治療を経験した」と意味づけている点には注意したい。彼女の語りからは、たとえ検査であっても、それがいかに女性の身体にとって侵襲的であるか、さらには、その苦痛が身体経験として、その後も長く保持される可能性のあることが示唆されるのである。

3　男性不妊の夫をもつということ

1．女性たちの語りにみる共通点

ここまで一一名の女性の語りをみてきた。男性不妊をめぐる彼女たちの経験はさまざまで一般化することは難しいが、他方で、そこには共通点も見出せる。その第一は、夫の男性不妊に対する彼女たちの向き合い方である。一一名の女性たちは皆、夫の不妊を真正面から受け止めて、不妊治療に取り組んでいた。自身は治療をしていないHwさんも、夫の治療を支えつつ挙児を目指していたという点では、男性不妊を受け止めていたといえるだろう。

第二に、その治療プロセスにおける夫への配慮も全員に一致していた。夫への帰責を避けるため、自身の言動に気を配るといった姿勢は全員の語りから読み取れたが、その姿勢には、大別すると二つのタイプがあった。一つは、精液検査の結果を夫と共有するなかで、夫を励ましたり気遣ったりしながら不妊治療を推し進めるタイプで、こちらが多数派である。もう一つは、Iさんのように夫の気持ちを忖度して、精液検査を強いることもせず、ひとりで不妊治療に臨んでいたタイプである。男性不妊症と告知され、夫が治療を拒んだKさんとOさんも、子どもを望んでいたにもかかわらず、一旦は夫の要請に従ったという点で、このタイプと考えてよいだろう。いずれにせよ一一名の妻たちは皆、夫に責めを負わせぬよう配慮していた。彼女たちは、前章でみた「ケアする存在としての女性／ケアされる存在としての男性」という「ジェンダー化された関係性」（田中 2004：201）を実践していたのである。

では、なぜ彼女たちは自分に不妊原因がない、もしくはあっても軽度だというのに、夫への配慮を欠かさなかったのか。その理由として考えられるのは、以下の二点である。

一点目は、男性不妊に対する女性たちのまなざしである。「男の人に精子がないって、死活問題じゃないですけど、すごく傷つけることじゃないですか」というGwさんの語りが端的に示すように、彼女たちの大半は男性不妊をスティグマとして、あるいは少なくとも、男性に多大なショックを与える事象として捉えていた。そのことは、男性不妊が判明した途端、ほとんどの妻が夫を「かわいそう」な存在とみなすようになることからもわかる。妻たちは、男性不妊という想定外の事実を告知され、自身もショックを受けるのだが、それ以上にショックを受けている夫の姿をみて、彼の気持ちを慮るのである。

二点目は、「『男らしさ』『女らしさ』という意味でのジェンダーと、男女間の権力関係である『性支配』を、同時に産出していく社会的実践のパターン」（江原 2001：i）として、江原が描き出した「ジェンダー秩序」への従属である。江原による「ジェンダー秩序」は「性別分業」と「異性愛」から成るが、ここでは特に「性別分業」すなわち「男」を「活動の主体」として、「女」を「他者の活動を手助けする存在」として位置づける社会的規則（江原 2001：129–30）への従属として捉えられる。

男女間の相互行為においては、「男」というカテゴリーを与えられた行為者は、「女」というカテゴリーを与えられた行為者を「自分の目的とする事態の実現に向けて、動員できること」を、かなり確実に見込むことができる……逆に、「女」というカテゴリーを与えられた行為者は、「男」というカテゴリーを与えられた他者の社会的実践を自らの目的のために動員しうると見込めるかどうかは、常に不確実となる。またもしそうできた場合には、それは本来「男」というカテゴリーを与えられた行為者の「活動」ではないのであるから、そのことに対して、「感謝」したり「恩義」を感じたりしなければならなくなる。（江原 2001：130–1）

一一名の女性たちの行為もまた、この性別分業というジェンダー秩序に則った実践といえる。つまり彼女たちは、夫婦の子どもをもつという目的の実現に向けて、夫を動員し得るか否かが不確実であるため、夫への配慮を欠かさないのである。たとえ夫が男性不妊であっても、否、男性不妊であるがゆえに一層、動員の見込みは不確実性を増し、妻の配慮は不可欠となる。男性不妊のせいで夫が傷ついていると妻が思っている場合は、なおさらであろう。

一方、全員とはいえないまでも、一部に共通していたり、本章第1節で示した由井（2017）の論点に通ずるような経験も語られた。その中で、比較的多数に共通していたのは、男性不妊を契機とする夫婦関係の変容である。たとえば前述したように、男性不妊の判明と同時にほとんどの妻にとって夫は「かわいそう」な存在となるが、中には「子どもができなくても離婚しない」と夫に明言した女性（Mさん、Gwさん）もいて、夫婦関係が微妙に変化している様子が窺える。インドの不妊クリニックでフィールドワークを行った松尾は、「夫の精子がないという精液検査の結果は、夫婦間の力関係を変容させる手段ともなりうるもの」（松尾 2013：231）と指摘したが、同様の事態は今日の日本においても起こり得るのである。

また子どもへの執着心が強く、かつ妊娠が困難な場合には、夫への愛情と子どもへの欲望の葛藤に苛まれる女性もいたが、その語りには、由井が示した「夫が原因で妊娠・出産できないことの恨み、とまどい」と「夫が原因で辛い不妊治療を受けていること」（由井 2017：115）という二つの論点に通底する部分もあった。これを最も明白に語ったのは、治療の渦中にいるJさんだったが、たとえば妊娠中のDwさんが、「初めの方で（子が）できないってなった時に、すごいいっぱいけんかもして、すごい私はひどいことも言うし、別の人とだったら、今からだって子どももつくれるしって思っちゃったし」と述べたように、妊娠・出産に至る過程では、こうした思いに駆られる女性は、決して少なくないと思われる。

由井は、「人生案内」の相談者には「たとえ男性中心社会から強いられたものであったとしても、妊娠・出産役割を内面化している傾向がある」（由井 2017：118）と指摘したが、そうした傾向をもつ女性たちは、本書の対象者においても過半数を占め、それゆえに、彼女たちは男性不妊を嘆き、その因子をもつ夫との関係に苦慮していたのである。

翻って女性たちの中には、そうした傾向をもたない人もいた。「子どもは欲しいけど、でも一番は主人」というGwさん、「子どもがいない生き方もありだなって私は思ってた」というMさん、「母親と葛藤があって、子どもをもつことに積極的じゃなかった」というKさん、の三名である。彼女たちは最初から、子どもへの欲望よりも夫への愛情の方がまさっていたため、葛藤が生じることはない。だからこそ、前述したようにGwさんとMさんは、あえて「離婚しない」と夫に伝えたのだ。ただし、特別養子縁組を望むKさんのように、妊娠・出産役割とは別に、子育て役割を希求する女性もいるという点には留意したい。

2．「子の有無＝子どものいない人生」に対する男女の温度差
非配偶者間人工授精（ＡＩＤ）

興味深いことに本書では、女性対象者一一名のうち、消極的希望も含めると八名が養子縁組を希望したのに対し、ＡＩＤを望む人は誰もいなかった（妊娠・出産した人には「仮に」ということで質問した）。これは、由井（2017）が「人生案内」を検証して「非配偶者間人工授精」という論点を抽出したこととは対照的である。もちろん「人生案内」には、顕微授精やMD-TESEといった男性不妊に有効な術式が開発される以前の相談も含まれているので、時代背景を鑑みれば、おのずとそうした相談が多かったのかもしれないが、それにしてもなぜ、彼女たちはＡＩＤを望まなかったのだろうか。

一一名のうち、理由が最も明白なのは、養子縁組も拒否した三名（Gwさん、Hwさん、Lさん）である。「そこまでして欲しいとは思わない」（Gwさん）、「ちょっとそこまでは、それだったら二人の方がいい」（Hwさん）という語りからは、彼女たちが望むのは、あくまでも「夫と自分の子」であることがわかる。ＡＩＤと養子は「そこまで」と一括りにされ、排除されるのである。Lさんの場合は、不妊治療の過程で結婚生活が破綻してしまったので、子どもをもつ理由自体が消滅した。ちなみに彼女は、「もう子どもを産む意志もないんですよ。その方が（自分に）合ってるんじゃないかな」と語っている。

では、養子は良いけどＡＩＤは望まない、という女性たちの理由は何なのか。以下で詳しくみていくように、養子縁組を積極的に支持するIさんとKさんは「出産よりも子育て」を重視している。またJさんとOさんは、ＡＩＤで生まれた人たちの苦悩を知ったことが、大きな要因だという。「子ど

もに嘘つきたくないっていうのが根底にあります。一生（夫婦）二人で抱えられる問題じゃないという気がしますし」（Jさん）、「ＡＩＤで生まれた人の苦しみを知ったら、ＡＩＤをするなんて、とてもじゃないけどできない」（Oさん）という語りには、近年の「子どもの出自を知る権利」をめぐる議論の影響が見て取れる[*10]。さらにDwさんとMさんは、もともと生殖技術に懐疑的であったため、ＡＩＤよりも養子縁組を選好し、Nさんは、「精子提供はまだ理解できない……ただ、養子縁組はちょっと調べてました」と語るなど、ＡＩＤよりは養子縁組をより現実的な選択肢として捉えていた。前節でも述べたAwさんの場合は、既述したように、夫であるAhさんがＡＩＤも養子も否定しているため苦しんでいたが、それでも養子縁組に希望をつないでいた。それはやはり「育てたい」という思いが強いからである。しかも彼女の場合は、反対されているにもかかわらず、「（夫と）二人で育てる」という強い意志が、希望の支えとなっていた。

こうしてみると、女性対象者がＡＩＤを拒む理由は、①「夫と自分の子」が欲しいから、②出産よりも子育てをしたいから、③ＡＩＤという技術に抵抗があるから、の三つに集約できる。ただし①については、従来いわれてきた女性像とは異なる姿も垣間見える。というのも、不妊女性は従来「自分の産んだ自分の（あるいは自分たちの）遺伝子をもった子ども」に固執する存在として描かれてきた（浅井 1996：278）が、本書の女性たちは違っていたからである。彼女たちは、自分や夫の血縁ないし遺伝子に拘る語りはおろか、素振りすら見せない。つまり、彼女たちが「夫と自分の子」という言葉を用いるのは、血縁や遺伝子への拘りからではなく、「結婚して、次は子どもなのかなっていう一般的な流れ」（Gwさん）ほどの意味なのである。彼女たちが「夫と自分の子」が欲しいというのは、裏を返せば、それ以外の子は欲しくないということである。だからこそ、前述の三名は、養子も望まないのである。換言すれば、彼女たちにとって「子ども」とは、規範的に必要な存在として意味づけられ、子どもをもつことの意味は、相対的に低下しているのかもしれない。

ＡＩＤに関する先行研究では、夫の男性不妊を隠蔽する（ゆえに子にも出自を知らせない）ことや妻が出産に拘ること、および精子提供をめぐって夫婦間に葛藤が生じることなどが指摘されてきた（南 2010；由井 2015）が、本書の対象者に限れば、そもそも夫婦が共にＡＩＤを望まないため、そうした問題が生起することはなかった[*11]。ただし既述したとおり、女性対象者の中には、出産には拘らないが子育て願望をあらわにする人は、少なからず存在する。そして、そのような事例では、やはり夫婦間に葛藤が生まれていた。

養子縁組に対する夫婦の温度差

では次に、必ずしも「産む」ことに拘らない女性の存在に注目しよう。前述したように「私、出産にはそれほど興味がなくて、育てたいって気持ちが強い」と語ったＫさんの他、Ｉさんも次のように語っている。

Ｉ：私あんまり、自分の血のつながりとかどうでもよくって。子どもがけっこう欲しかったので、（養子縁組）調べたんですけど、難しいですよね、正直、無理ですよね。

＊：じゃあもし、もっと簡単に養子縁組できるなら？

Ｉ：うん、アメリカとかだったら、もらってますよ。それこそ不妊治療しないです。

＊：それは、どういう理由なんですかね？

I：子どもが好き、だからたぶん、育てるってことをしたいんでしょうね。
＊：なるほど……では、精子提供についてはどうですか？
I：あぁ～そこまではしなくていいですね。それだったら養子とか里子の方がいいです。たとえば受精卵の提供が必要だ、みたいになったとしても、それまではいらないです。別に自分が産まなくてもいい。

このようにIさんは、血縁や出産よりも子育てを重視している。Kさん同様、妊娠・出産役割と子育て役割とは必ずしも直結せず、出産よりも子育てに価値を置いているのだ。

かつて浅井美智子は「不妊女性は子どもがほしい理由を一様に『育ててみたい』という。しかし、不妊という現実を前にしても養子という選択肢はない」と断言し、その理由を「女性にとって『子産み』が社会的に評価につながるから」だと述べた（浅井 1996：278-9）。

他方で近年、野辺陽子は不妊当事者へのインタビューを通して、「『子どものため』という言説が子育てのハードルを上げ、『子どものために養子縁組しない』という語りを生みだしている」（野辺 2018：301）と主張した。野辺は「子育てが評価されなくなった」という浅井（1966）の指摘を引用した上で、「本書の調査対象者たちはむしろ子育ての価値を高く評価し、高く評価しているがゆえに『失敗できない子育て』と考え、諦めているようであった」（野辺 2018：301）と述べている。

翻って本書の女性対象者たちは、Iさんが語るように、制度的な困難のために養子縁組を諦めていた。他にも、特別養子縁組について調べた人からは「年齢制限とかいろいろ厳しい」（Nさん）、「日本で養子もらうなんていつになるかわからない」（Mさん）といった悲観的な声が聴かれた[*12]が、実は養子縁組を阻む要因は他にもあった。

その要因とは、ほかでもない「夫の反対」である。前節でみたように、Kさんの夫は「人様の子を育てられる気がしない」と、反対していた。また、妻の子育て願望を夫が「エゴ」と断じているAさん夫婦の事例は、第4章で詳述したとおりである。さらに夫婦だけの生活が続くなか、養子の話を切り出したIさんとOさんの場合も、夫は反対したという。

こうした夫婦に共通するのは、「実子に拘る夫＝養子縁組に消極的／実子に拘らない妻＝養子縁組に積極的」という図式*13であるが、対象者の語りを聴く限りでは、これにより苦痛を被っているのは妻である。由井は「子の有無、不妊治療に対する男女の温度差」（由井 2017：115）を論点として挙げたが、ここで問題となっているのは「子の有無、養子縁組に対する男女の温度差」である。ちなみに本書でも「不妊治療に対する男女の温度差」への言及はあったが、とりわけIさんの事例で顕著であったように、それは妻も納得しており、特に問題化することはなかった。

では、なぜ養子縁組に対する温度差は問題となるのだろうか。それはAwさんが「最終的に」と述べたように、彼女たちが養子縁組を、子どもをもつための最終手段として捉えているからであろう。つまり問題なのは「養子縁組」にというよりも、「子の有無＝子どものいない人生」に対する男女の温度差なのではないだろうか。そしてその温度差は、当該社会における「子どもの有無」への意味づけの性差に起因するものと思われる。

第4章で明らかになったように、現代の日本社会において子どもがいないということは、男性にとっては特段の困難や不利益を惹起させるものではなかったが、他方、女性にとっては苦難やストレスを引き起こす原因となっていた。たとえば、子どものいない生活を一〇年間続けてきたDさん夫婦の事例では、二人の生活に満足していた夫に対し、妻は「何回も泣いた」と語るほど、子のないことが原因で苦痛を被っていた。また手術の結果、精子の不在が確定したAさん夫婦の事例では、「割り切っちゃってるんで、今はそんなに苦ではない」という夫に対し、妻は「ママ友には入れないし、ママ会には行けない」と孤立感を深めていた。友人には会いたいが「その子どもには、自分がどうなっちゃうか不安で、自分からは会いにいけない」（Jさん）、「子育てに忙しい友人たちとは、疎遠になってしまった」（Oさん）など、女性同士の人間関係では、子どもの有無によって亀裂が生ずる場合もあり得るのだ。

もっとも、子の有無に対する男女の温度差が問題となるのは、妻の人間関係のみにとどまるものではない。不妊女性の苦しみは、もっと複雑で多層的なものなのだ。柘植（2012）によれば「不妊で苦しむ」ということとは、以下の六つから構成されるという。

①子どもがいないということが社会的マイノリティとみなされる社会、②「家父長制」イデオロギーや「母性」イデオロギーによって、逸脱した人（カップル）として看做されること、③夫婦・親子関係における重要な「愛情」表現を成し得ないことによる妻・娘としての自己評価の低下、④「産めない」ことが女性にとって特にジェンダー・アイデンティティの危機と捉えられること、⑤「自然な身体」が本来は有するはずの能力がないことから、自己身体を劣った状態（つまり「異常」）と捉えること、⑥不妊治療という医療によって自己身体から疎外されていくこと。（柘植 2012：122）

この六点は既述したとおり、必ずしも男性不妊が主因の事例から析出されたものではないが、もちろん本書の女性対象者の経験と重なる点もある。人間関係の問題は①に通ずるし、男性不妊であっても結局は女性が治療対象にされるため、たしかに⑥のような身体経験を語る対象者も存在した。しかし、男性不妊が主因だからであろうか、本書の女性対象者においては③~⑤にかかわるような、自己評価の低下や自己卑下的な語りはあまりみられなかった。むしろ採卵の際に卵がたくさん採れることを強調したり（Jさん、Iさん）、自身に原因があっても、ことさら自分を「不妊」とは認めなかったり（Gwさん、Jさん）と、自身の身体の「正常さ」を誇示するような語りが多くみられた。裏を返せば彼女たちは、表面的には夫への配慮を欠かさないけれども、内面的には自身の女性性を維持するために、夫をスケープゴート化していたのかもしれない。

3．性交不能と子がいないことの悩み

ここまで、由井（2017）の論点にも絡めつつ一一名の妻たちの語りを考察してきたが、最後にその五つ目、すなわち「性交不能と子がいないことの悩み」についてもみておこう。本書においてはわずか一例に過ぎないので、極めて限定的な解釈しかできないが、近年そうした症例は増加傾向にある（湯村 2016）ため、ここでの考察には意義がある。

由井によれば、性交不能の問題には「性交ができない悩みと、それに伴い子どもができない悩みが混在して語られて」おり、受診行動に消極的な夫の姿勢も「妻の悩みとして構成される」（由井 2017：127）という。一方、本書のLさんは、セックスレスと不妊治療を最初から明確に分けていた。結婚から一年は性の問題に取り組むが「うまくいかない」ので、「セックスの問題はちょっと置いといて、子どもは人工授精か何かでもうけよう」と来院する。つまりLさんは、性交不能を不妊原因とは解釈しておらず、当初から「セクシュアリティのない生殖」（Melucci 1989=1997：190）で子どもをつくる予

定だったのである。このことは二年間の交際中からセックスレスであったにもかかわらず、結婚に踏み切ったことと無関係ではあるまい。逆にいえば、生殖医療が普及している時代だからこそ、彼女は結婚に踏み切れたのかもしれない。その意味でLさんは、いわゆる「性＝愛＝結婚」の三位一体と称されるロマンティック・ラヴ・イデオロギー*14とは無縁である。しかし彼女は、自身も回顧しているように「結婚規範」には縛られていた。「結婚したら子どもをもつ」という考え方にも縛られていたが、離婚を決めた今では「オリジナルな生き方」が見つかったと潔い。

このようにLさんは、性交不能と生殖不能を分けて考えていた。これは「人生案内」を検証して「性交不能の悩みは生殖不能の悩みを包含する悩みである」（由井 2017：130）と結論づけた由井とは異なるものである。ただし両者を単純に比較すべきでないことは、いうまでもない。前述した「非配偶者間人工授精」の場合と同様、男性不妊治療技術の開発応用といった時代背景の違いを考慮しなければならないからである。

従来の議論では、不妊男性は生殖能力と性的能力を結びつけられるのを恐れるため、ことさら性交不能ではない点を強調するといわれてきた。だが生殖技術が進歩した現在、たとえ性交不能でも技術で子どもをもつことは可能である。要するに、子どもさえ生まれれば性交不能を隠蔽することはできるのであり、ここでもまた「男性不妊は不可視性によって保護」（Barnes 2014）されるのである。つまり、生殖技術の進歩によって守られるのは男性とその男性性であり、一方、女性身体はますます治療対象として扱われるようになるのである。

本章では、妻たちの物語を丁寧にたどることで、男性不妊に対する女性のまなざしや夫との関係性を捉えようとしてきた。次章では、本章および先の章の議論も踏まえつつ、男性不妊の開示をめぐる夫婦の戦略についてみていきたい。

注

＊1　PMS（premenstrual syndrome）は「月経前症候群」「生理前症候群」ともいい、月経前三～一〇日間続く精神的／身体的症状で、月経開始とともに軽快・消失するもの。原因は不明だが、女性ホルモンの変動が要因と考えられている。症状としては情緒不安定や睡眠障害、食欲不振・過食、腹痛や頭痛、めまい、乳房の張りなど多岐にわたる（日本産科婦人科学会 2018）。

＊2　AMH（アンチミューラリアン・ホルモン）とは、卵巣にある一部の卵胞から分泌されるホルモン。血液中に含まれる量を調べることで、残っている卵子の数を推測できるとされる。検査には保険は適用されず、料金は五〇〇〇～一万円前後（NHK取材班 2013：259）。

＊3　「精子細胞での治療」は第5章第3節のAさん夫婦の語りに登場したROSIのこと。

＊4　卵巣過剰刺激症候群のこと。排卵誘発で卵巣が過剰に刺激されて腹水などの症状を起こすことをいい、そのため排卵誘発には注意が払われるが、反応には個人差があり、重症例もある（白井 2012：69）。

＊5　排卵されずに卵巣内に多数の卵胞がたまる症状。多囊胞性卵巣のこと（白井 2012：68）。

＊6　FSHは、卵巣機能障害や閉経に向かうと値が高くなる「卵胞刺激ホルモン」のこと（白井 2012：215）。

＊7　AZF遺伝子検査のこと。染色体異常は男性不妊の原因になり得るとされているが、特にY染色体上にあるAZFという遺伝子の微小欠失の有無は有用なマーカーの一つとなっており、石川によると「AZFのa領域、b領域の欠失があればまず精子回収の可能性はない」（石川 2011：121）という。

＊8　特別養子縁組は貧困や遺棄などで実親による養育が難しく子どもの利益にならない場合、養親が実の親として養育するために一九八七年に新設された（民法八一七条の二～一一）。戸籍上子どもは実親との関係を断ち切り実子と同じ扱いとなる（安田 2012：178）。詳細は安田（2012）の他、野辺（2018）を参照。

＊9　「セックスレス」とは、日本性科学学会によれば「特殊な事情が認められないにもかかわらず、カップルの合意した性交あるいはセクシュアル・コンタクト（性的接触）が一か月以上なく、その後も長期にわたることが予想される場合」と定義される。インタビューではLさん夫婦の実態までは把握していないが、彼女自身が「セックスレス」という言葉を用いたので、ここではそのまま引用している。

＊10　ＡＩＤで生まれた人の「出自を知る権利」をめぐる議論については竹家（2015）を参照されたい。

＊11　ただし第4章でみたように、Bさんの妻は「自分の子どもを欲しい、自分が出産したい」と養子よりもＡＩＤを選択し、実行しようとしていた。石川によれば、MD-TESEを受けても精子回収できなかった場合「半分以上の方がＡＩＤに進むために紹介状を希望」するが、「奥さまが積極的であることは確か」だという（石川 2011：135）。

＊12　ただし、近年は国も特別養子縁組の成立を促進しており、二〇一九年には特別養子縁組が可能な年齢の上限引き上げ（原則六歳未満→一五歳未満）と、縁組への実親の同意撤回を制限した改正民法が成立している。また『ちいさな大きなたからもの』（瀬奈・千田 2019）や『産めないけれど育てたい。』（池田・池田 2020）など、不妊治療を経て特別養子縁組を選択した夫婦によるエッセイの刊行も増えており、社会的な認知度も高まりつつある。ちなみに、千田夫妻が縁組を依頼した団体のように、年齢や職業に制限を設けていなければ、何歳でも共働きでも子どもをもてる可能性はある。

＊13　もちろん世間には、この図式とは逆の夫婦も存在する。たとえば俳優の瀬奈じゅんさんと千田真司さん夫婦の場合は、生来の子ども好きである夫が特別養子縁組を提案した。不妊治療中であった妻は、当初「あなたの子が欲しくて頑張っているのに」と受け入れられなかったが、徐々に考えが変わり養子を迎えた。現在は、夫婦で特別養子縁組制度の啓発にも力を入れている（瀬奈・千田 2019）。

＊14　ロマンティック・ラヴ・イデオロギーとは、「『一生に一度の恋に落ちた男女が結婚し、子どもを産み育て添い遂げる』、つまり愛と性と生殖とが結婚を媒介とすることによって一体化されたものである」（千田 2011：16）。

第7章 男性不妊の開示をめぐる夫婦の戦略

1 男性不妊はいかに開示されてきたのか

本章では、第4のリサーチクエスチョンに基づき、男性不妊の情報開示や操作をめぐる当事者夫婦の実践を、全対象者一九名の語りから明らかにしていく。第2章でもみたように、そうした当事者の実践に主眼をおく実証研究は、日本には見当たらない。ただし妻の語りを介して、その一端を知ることはできる。たとえば一九九九年の調査結果を踏まえ、江原は以下のように述べている。

男性は、不妊症であることを、女性以上に「スティグマ」と見なしていることが多いので、自分のショックを妻にも語れないことが多い。また周囲の人には告げてくれるなと妻に口止めすることもある。「夫は一生このことを口にしないと思う」と語っている女性もいる。（江原 2000：209）

しかし序章でもみたように、一九九九年当時と現在とでは、男性不妊をめぐる社会的状況は変化している。著名人による男性不妊の公表や助成制度の施行など、男性不妊は近年、社会的には可視化の方向へと導かれている。一方、「『妊活』夫も悩み語りたい」など、最近では「語りたがる男性」も現れ始めたが、「『大変なんだ』って目で見られたくない。同じような状況の人でないと切り出せない」（『信濃毎日新聞』二〇一七年三月一八日付夕刊）という当事者の語りからは、男性不妊を開示する状況が極めて限定的であることが理解できるのである。

海外では、夫の不妊に関する妻の情報操作に着目した研究が散見される。たとえばミオールは、不妊に苦しむカナダ人女性を、自分に原因がある群とない群とに分けて比較し、後者は前者よりもスティグマを感じていないが、性機能障害と結びつけられるスティグマから夫を守るため、より積極的に情報を操作し、夫ではなく自身にスティグマをセルフ・レイベリングしていたという（Miall 1986）。また、インドをフィールドとするリースマンは、社会的に周縁化された不妊女性によるスティグマへの抵抗実践を描き出したが、その反面、夫の不妊を公には認めず、語らないことによって男性の威信を保護し、ジェンダー規範の維持に加担するといった、不妊女性の複雑な実践のありようを見出している（Riessman 2000）。

他方、男性自身による不妊の開示に焦点化した研究としては、次の二つが挙げられる。M・ロイドは、ニュージーランド在住の一九名の不妊男性にインタビューを行い、彼らの「不妊開示（infertility disclosures）」を会話分析によって検討している（Lloyd 1994）。彼によれば、不妊開示の社会学的モデルには、フーコー由来の「告白モデル（confession model）」（Foucault 1976=1986）とゴフマンを源流とする「ドラマトゥルギーモデル（dramaturgical model）」（Goffman 1959=1986）の二つがあるが、両者には共に以下の難点があるという。すなわち両者は「社会的に組織化される会話のやりとりといった不妊開示の特質に無関心」であり、「不妊開示が、いかにしてより一般的な社会関係に反映するのか」のみを重視しているというのである（Lloyd 1994：48）。そこでロイドは、「お子さんは？（Do you have any children ?）」という質問から成る語りの会話分析を試みる。結論として彼は、「不妊開示は多くの場合、当惑した沈黙を産出したり会話の流れを中断させたりするが、時には長く親密な会話が生じる場合もある」（Lloyd 1994：39）とまとめるのだが、ここで注目したいのは、エスノメソドロジーを支持する彼の言明である。「ドラマトゥルギーモデルは『自己』に関心があり、ゆえに社会心理的に個人や印象操作に焦点をあてるが、エスノメソドロジーは『メンバー』に関心があり、個々人が用いる共通資源の維持に主眼をおく」（Lloyd 1994：71）。つまり両者の差異は関心の違いによるもので、対立するものではない。であるならば、不妊男性を対象とする研究自体が欠けている日本で、まず必要なのは、当事者自身の意識や行為への着眼ではないだろうか。つまり本書には、ドラマトゥルギーモデルが適切であると考えられる。

また、第2章で紹介したインホーンも「開示の問題（issues of disclosure）」を取り上げ、目的として「ゴフマンの理論的な洞察を民族誌的に拡張して、男性不妊とスティグマと男性性、そして開示の問題の関係を明らかにしたい」（Inhorn 2004：164）と述べている。彼女によれば、男性個人にとって「男性不妊は、男性性と結婚と家族形成の問題になるだけだが、より広範の社会状況でみれば、男性不妊は情報共有、すなわち『常人への越境（pass for normal）』を企てるべきか否かの問題、それにより暗黙のうちに、自身には原因のない妻に、子どもがいないことへの責めを負わせるといった問題になる」（Inhorn 2004：163-4）という。言い換えれば、男性不妊の開示の問題は、男性個人の内面のみならず、不妊を「女性の問題」とみなさせるジェンダーや社会構造にもかかわる問題だというのである。

エジプトとレバノンで二二〇名もの男性から語りを聴いたというインホーンだが、その結論は極めてシンプルだ。すなわち「伝統的に父たることと男らしさとが同義である中東アラブ社会では、いまなお男性不妊へのスティグマは強力で、それゆえ、男性不妊は徹底的に隠される」というものである。彼女によれば、男性不妊の治療法である顕微授精が隆盛なのも、新鮮な卵子を得るために、長年連れ添った妻と別れて若い女性を妻にするのも、子どもさえ生まれればスティグマを貼られることがないからだという（Inhorn 2004：175–6）。

ただしこの結論には、ゴフマンの視点からみると、抜け落ちている点がある。それは、男性不妊が何としても隠したいスティグマであるとしても、その「隠す」という情報操作に妻や親といった親密な間柄の者たちが、どうかかわっているのかがわからないことである。

次節でみるように、人々の関係性に着目するゴフマンは、「家族」を典型とするスティグマ者に関係のある人々を「縁者のスティグマのためにスティグマをもつことになった人びと」（Goffman 1963=2016：59）と呼び、特別な存在と捉える。だがInhorn（2004）では、男性不妊をめぐる家族間の相互作用についての考察はほとんどない。家族外には「沈黙」を貫くとしても、家族の内部で男性不妊がどのように開示されているのかが不明なのである。

また、改めていうまでもないが、Inhorn（2004）の対象者が中東男性に限られている点にも注意を要する。現在も強固な家父長制社会のもと、イスラムの戒律と不可分な人生を生きている彼らと日本人男性との、男性不妊をめぐる経験が同じであるとは考えにくい。スティグマとは「『当該社会・集団の文化や社会通念に基づく意味づけを付与された属性』を含意する概念である」（江原 2000：205）という定義を踏まえるなら、日本の実情を把握する上で、日本人の経験が求められるのは、必然といえよう。

2　ゴフマンのスティグマ論

　ではここで、本章の課題を解く鍵となるゴフマンのスティグマ論をみておこう。彼によれば、スティグマとは、対他的な社会的アイデンティティ（a virtual social identity）――最初に目につく外見から想定することができるカテゴリーや属性――と、即自的な社会的アイデンティティ（an actual social identity）――事実もっていることを、求められれば明らかにし得るカテゴリーや属性――との間の、ある特殊な乖離を構成するものである（Goffman 1963=2016：14-6）。この乖離が他者に知られると社会的アイデンティティが損なわれるため、人は自己呈示のあり方を考え、情報操作を行う。ただし、その情報操作の戦略は、この乖離の状態によって区別されるスティグマ者の地位、すなわち「すでに信頼を失った者（the discredited）」と「信頼を失う事情のある者（the discreditable）」とで大きく異なる。前者はこの乖離がすでに知られているか、人前に出れば直ちに判然とする者を指し、彼には「社会的接触過程で生ずる緊張をどう管理／操作するかという問題」が生起する（Goffman 1963=2016：79-80）。一方、後者は特異性がすぐには露呈せず、また予め人に知られてもいない者を指し、問題は以下のようになるという。

　自分の欠点に関する情報をどう管理／操作するかという問題である。すなわち他人に示すべきか否か、告知すべきか否か、真相を顕わにすべきか否か、偽るべきか否か、というような問題である。さらにいずれの場合にも、誰に、どのように、いつ、どこでという問題を伴っている。（Goffman

1963=2016：80）

度々みてきたように、男性不妊へのスティグマが、その不可視性に由来するというのなら、当事者による意味づけ方は別としても、仮に不妊男性を「スティグマ者」と同定した場合、彼が「信頼を失う事情のある者」に分類されることは明白であろう。したがって、本章でもこのゴフマンの言明を分析視角として採用し、対象者の語りを検討していく。

ところで先述したように、スティグマとは「人の信頼をひどく失わせるような属性をいい表わす」言葉だが、ゴフマンが強調するのは「属性ではなくて関係を表現する言葉なのだ」（Goffman 1963=2016：16）という点である。すなわちゴフマンによるスティグマ概念の特徴は、スティグマを相互作用現象として捉える視点から、その属性自体ではなく、それがスティグマとして生起する関係に主眼をおいた点にある。であるからこそ彼は、「パッシング（passing）」すなわち「まだ暴露されていないが〔暴露されれば〕信頼を失うことになる自己についての情報の管理／操作」（Goffman 1963=2016：81）といった、スティグマ者の多様な対処戦略を記述したのである[*1]。

他方で、関係への着眼からは、スティグマ者に同情的な人の、二つのカテゴリーも同定された。第一は「同類（the own）」、すなわち「彼と同一のスティグマをもち、そのスティグマによって定義され、自分自身を彼の同類と規定するような人びと」である。第二は「事情通、わけしり（the wise）」、すなわち「正常であるが、このスティグマをもつ人びとの秘密の生活に内々に関与して、その生活に同情的で、さらにある程度〔彼らに〕受け容れられている」人々である（Goffman 1963=2016：55）。ゴフマンによると、後者はさらに二分され、第一の型は「医師」など、特定のスティグマ者たちの要求に応じたり、社会的な措置を実施する施設でスティグマ者に接する人々、第二の型は「家族」など、社会構造上スティグマ者に関係をもつ人々である。中でも家族の場合には、「その関係のゆえに、〔当事者の外側の〕包括社会は双方を何らかの点で一つのものとして扱う」ことがあり、「彼らが関係しているスティグマのある人の不面目をいくらか引き受けることを余儀なくされている」という（Goffman 1963=2016：57–8）。

さらにゴフマンは、「主として親密な間柄の者たちにしか影響を与えない」スティグマの好例として「不感症、性的不能、不妊症」を挙げ、「親密な人びとは、信頼を失う事情のある人の社会的場面の管理／操作に特別な一役を買うことになる。すなわちスティグマは親密な人びとが彼を受け容れるという問題には影響を及ぼさないが、彼らが担う責任には影響を与える」（Goffman 1963=2016：99）と述べている。

以上の議論を踏まえると、ゴフマンのスティグマ論が本書にもたらす含意は二つある。

第一は、当事者による男性不妊の開示状況をみる際の「場」の重要性である。前述したようにゴフマンにおける「アイデンティティ」概念は、「社会的アイデンティティ」すなわち「社会によって画定されるカテゴリーや属性」が核を成すが、具体的にそれを決めるのは「社会的場面《セッティング》」である（Goffman 1963=2016：14）。つまり「人は誰も、当該『社会』における社会的アイデンティティ／カテゴリーの体系の下、アイデンティティを割り当てられることで何者であるかが社会的に画定される存在なのである」（草柳 2000：53）。

とはいえゴフマンは、日常生活において個人は「社会的アイデンティティを変えて、三つの違った場所に出入りすることができる」（Goffman 1963=2016：139）とも述べている。「個人の世界は、禁断の場所、公共《シヴィル》の場所、日陰の場所*2に分割されているので、それぞれの場所に応じて彼が情報戦略をどのように選択しようと、スティグマを人に示すこと、あるいは人に隠すことから生ずる犠牲の程度、またスティグマが人に知られること、あるいは知られないこと、の意味も異なってくる」（Goffman 1963=2016：141-2）というのである。ということは、個人は「場」によって社会的アイデンティティを割り振られるけれども、それを自由に変えることで「場」を選びとることもできる存在だということになる。ただし、その「自由」は限定的である。なぜなら「場の設定」とは、別言すれば「世界の設定、つまり状況を定義することである」（坂本 2005：168）が、その状況定義において呈示される「自己」は、「多くの可能な『自己』の中からの、特定の『自己』の選択および選択された『自己』」であり、「すでに制御された予期（規範）からの選択であり、コミットメントの場所の決定にすぎない」（坂本 2005：163）からである。

第二は、男性不妊をめぐる当事者の開示状況をみる際には、親密な人たち、中でも家族への影響ないし家族自身の行為についても、注意深く検討しなければならないということである。ゴフマンがいうように、社会がスティグマ者とその家族を「一つのものとして扱う」（Goffman 1963=2016：58）のであれば、あるいは家族が「信頼を失う事情のある人の社会的場面の管理／操作に特別な一役を買う」（Goffman 1963=2016：99）のであれば、そのスティグマをめぐる家族間の相互作用や、家族自身がそのスティグマをめぐってどのように行為しているのかについて検討することは、必要不可欠である。とりわけ、本書が対象とする「男性不妊」をめぐる現象は、日本では一般に「夫婦」という関係を前提として立ち現れる。したがって、夫の不妊をめぐって妻がどのような一役を買っているのか、という視点は、日本社会における男性不妊の位置づけを考察する上でも有効であろう。

3　家族間における男性不妊の開示状況

1．夫婦間の開示状況

すでにみてきたように、本書の対象夫婦一五組のうち、Hさんを除く一四組は、妻が先に婦人科を受診し、その流れで夫も精液検査ないし採精を行ったところ、男性不妊が判明していた。また、検査の結果を医師から告知される状況は、「夫婦同時」が九組、「妻が先」が五組、「夫が先」が一組であった。

対象者の語りから、男性不妊をめぐる情報操作の問題は、「夫婦同時」なら生じないが、どちらかが先の場合には避けられないことが、改めて確認できた。以下、順にみていく。

夫婦同時のケース

このケースでは、夫婦が医師から同時に検査結果を聞くため、情報操作の問題は発生しない。ただし妻の語りには、告知時の夫の様子が端的に描写されていた。無精子症と告げられたJさんの夫は、「結果を聞いて、戻った車の中で夫が涙して。夫の涙を見たのも二、三回目くらいで、ほんとにめったにないこと」と、病院を出て妻と二人になった途端、失望を顕わにした。また、無精子症の宣告にショックを受けた夫が、「生物学的に虫けら以下だ」と自分を卑下し、その後MD-TESEも拒否したKさんの事例、精子無力症と診断された夫から「その帰り道で、二人だけの人生でもいいんじゃない」と、治療中止を提案されたOさんの事例は、第5章でもみたが、彼女たちが夫の提案に同意したのは、夫の心中を忖度したからである。「夫がかわいそうで」というOさんの言葉どおり、男性不妊の告知は、夫を「かわいそう」な存在へと位置づけたのである。

一方、夫の語りには妻の様子までは表れず、彼らは一様に自らの衝撃や驚愕を語ったが、その中でDさん夫婦の語り（同席調査）は異例である。「私の方がショックでした。（夫は）全然ショック感じてないいんで」とDwさんが言えば、「ハハハ（笑）もともとどっちでも、（子は）いてもいなくても」とDhさんが即座に笑い飛ばす、といったやりとりがあったのだ。妻の要望により結婚一〇年目にして初めて不妊検査を受け、無精子症が判明したDhさんが、「正直ほんとに、二人がいいなって思ってた」のは、第4章でもみたとおりである。

妻が先のケース

このケースの夫婦は、高度乏精子症のGさんとMさん、無精子症のLさん、精子無力症のIさんとNさんの五組だが、当初GさんとMさんが無精子症と診断された点には留意したい。というのも、無精子症とその他とでは、告知時の衝撃度も情報操作の実際も、明らかに異なっていたからである。

Gwさんが、無精子症という診断を聞いた時の心境については前章でもみたが、彼女は「男の人に精子がないって、死活問題じゃないですけど、すごく傷つけることじゃないですか、伝えること自体」と語っているように、無精子症が男性にとって脅威になると考えている。さらには、第5章で述べた「男性不妊言説」におけるジェンダー規範、すなわち「ケアする存在」としての女性／「ケアされる存在」としての男性という配置、言い換えれば「女性が男性を思いやり、面子を立てることの重要性」（田中 2004：201-2）を内面化してもいる。だからこそ、「伝えること自体」に葛藤が生じたのであろう。

しかし子どもを望むなら、無精子症という診断名を夫に隠すことはできない。無精子症の場合、精子採取術を受けなければ、精子が採れないからである。つまり無精子症については、夫婦間での情報操作は不可能なのである。同じ状況下で、LさんとMさんも、やはり夫には事実を伝えていた。

次に、精子無力症と診断された事例をみていく。まずは三五歳で結婚したNさんである。「年齢的なこともあって」早めに不妊検査を受けたNさんが、その流れで夫にも精液検査を促し、「精子の運動率の悪さ」が判明したこと、そしてそれを聞いた夫の反応が、「私の前では一切そういうの（否定的感情）は出さなかったので、本心はよくわからない」ことは、前章でみたとおりである。ただし、「二人で一致」という言葉が頻出するNさんの語りには、治療に対する夫の協力的な姿勢が見て取れ、夫婦の良好な関係が窺えるのである。

対照的に、三八歳から孤軍奮闘で不妊治療を続けてきたのはIさんである。前章でもみたように、この事例では、体外受精に伴う採精で精子無力症が判明したため、夫は精液検査すらしていないが、妻は今日までに七回の体外受精と六回の顕微授精を受け、流産も三回経験した。三〇歳での結婚以来、子ども願望があったIさんは、ブライダルチェックも受け「何の問題もないんです、私は」と確信しており、「絶対、夫（が原因）だと思ってました」と断言する。では、なぜIさんは八年もの間、夫に何も言わなかったのだろうか。

I：かわいそう、男の人が、プライド高いし。だからあまり言えずにいて。なので、夫自体もうすうす、たぶん。だから「別に子どもいらないよ」みたいな話で、夫婦の間では話さないんですけど。……あとやっぱり、そういう話をすると不機嫌になるので。

このようにIさんは、あえて夫婦間では不妊の話題を避けてきた。精子無力症が判明した今でも、彼女は夫に、夫自身の精子の状態を正確には伝えていない。夫を「かわいそう」とみなし、「一応（精子が）採れるわけじゃないですか」と、夫を慮る。Iさんもまた、「女性が男性を思いやり、面子を立てること」（田中 2004：201-2）を内面化しているのである。

夫が先のケース

このケースはHさん夫婦のみである。以下の語りは、第4章でも紹介したが、貴重な語りなので、ここでもう一度みておきたい。

Hh：最初の検査の時は、奥さんに何も言わずに行って。もし嫌な結果だったら、何も言わんとおこうって。とりあえず自分だけ情報知っておこうって、一回予約とったけど、怖くてキャンセルしたんです……数字で出ちゃうとほんとになんか絶望しそうな気がして一回逃げちゃって。で、行ったら（運動率のいい精子が）0％って言われて……（妻には）伝えなかったんです、その時は。ちょっと経ってから、恐る恐る伝えました。

この語りからは、Hhさんにとって精液検査が恐怖であったこと、よってそれを実行するには、並々ならぬ勇気が必要であったこと、そしてその結果が彼を悩ませ、妻への開示をためらわせたことがよくわかる。糖尿病の治療をしていた彼が、主治医から逆行性射精の可能性を指摘され、「嫌な結果」が予測されるなか検査に逡巡していた経緯は第4章でも述べたが、それでも結局、彼は検査を受け妻に結果を伝えた。当初は「自分だけ知っておこう」と考えていたはずなのに、なぜ彼は妻に事実を開示したのだろうか。それはやはり、子どもを熱望する妻への誠意からだろう。第4章において、男性対象者八名は「妻のため」に不妊治療を受けていたことが明らかになったが、治療以前の精液検査も、そしてその結果の開示も、Hhさんの場合は「妻のため」であったといえるだろう。

以上、本書の対象夫婦は皆、夫の男性不妊に関する情報を共有していた。夫が先のケースでは、妻への告知を躊躇しつつも、結局は「恐る恐る伝え」ていたり、妻が先のケースでは、あえて伝えなくとも、治療の経緯から夫自身が「うすうす」事実を察知していた事例もあった。ただし無精子症の場合は、妻が先のケースでも情報操作は不可能であり、事実の開示は不妊治療を進めるための要件となっていた。妻たちは「申し訳ない」「かわいそう」と感じながらも、夫に事実を開示するという選択を余儀なくされていたのである。

2. 親子間の開示状況

親に対する開示状況は、大別すれば開示／非開示に二分されるが、伝え方や内容には相違があって、それは個々の夫婦・親子の関係性、および治療法や結果に起因していた。

親への開示——夫婦同席のケース

夫婦同席で双方の親に情報を伝えていたのは、無精子症のために手術を要するAさん、Cさん、Dさんの三組で、いずれも全面開示であった。その中でDwさんは、親への開示を「相談」という言葉で表現したが、ここから、当初より夫婦が親を「事情通、わけしり（以下、事情通）」（Goffman 1963=2016：55）とみなしていたことがわかる。結局Dさん夫婦は手術で精子が採れ、顕微授精によって妊娠したが、「今でもお父さんとお母さんは（息子に）原因があったってことは、誰にも言ってなさそう、やっぱりそれなりにショックだったと思う」と、Dwさんは両親の心中を推しはかる。

手術の結果、精子の不在が判明したAさん夫婦の場合は、より複雑な状況だ。両親は、「旦那のお母さんは泣いてたんですよ、結果を聞いて」（Awさん）と悲しみを滲ませつつも、「でも弟たちもいるんで、二人は、二人が元気で生きていけばいいんだから」（Ahさん）と気遣いも見せたという。親の敷地内に居を構え、四代目として家業に携わるAhさんは、「田舎なんで、隣のおばさんとかも皆知り合いなんで、（孫は）まだか〜とか、早く親父を爺にしてやれよって」言われるそうだが、それは、親が近隣の人にパッシングをしている証左であろう。ゴフマンのいうとおり、まさに「親密な者たちは、信頼を失う事情のある者の偽装を助けるばかりでなく、この役目を受益者がわかっている以上に遂行している」（Goffman 1963=2016：165）のである。

親への開示――夫婦別々のケース

このケースは総計一六例、夫から実親へが八例、妻から実親へが七例、妻から夫の親へが一例あった。そしてその大半は、夫婦で話し合うこともなく、独断で開示していた。

夫による開示

該当する男性は八名だが、その内の六名は無精子症と診断されていた。ただし診断後の選択や結末は多様であり、そうした個別状況の違いは、伝え方にも影響を及ぼしていた。

診断後、ほどなく無精子症であることを自分の親に告げたのはBさん、Eさん、GhさんおよびKさんの夫である。しかし手術の結果によっては、親への開示情報を操作している事例もあった。たとえば精子不在が確定したBさんは、結果について「あんまりよくなかったよ、とだけ伝えました」と語る。ＡＩＤを望んでいるBさんは、「それが意図せぬ形で（将来）子どもに伝わることは避けたいので、周りの人に言うのはよくないな」と、その点は「妻とも話し合いました」という。

手術を拒否したKさんの夫は、「私はその場にいない、電話で言ったのかな」とKさんが語るように、独断で親に事実を伝えていた。彼女によれば、「俺が（精子が）なかったからって言ったら、お父さんも泣いてたって、電話の向こうで」と、夫はまず父親に伝え、「その時は、お母さんにはまだ言わないでくれ、ショックを受けるから」と、母親には口止めしたという。現在は「伝わっているはずだ」と夫は言うものの、「私も、知ってます？とは聞けないですし」という語りからは、親子間でこの話題が避けられている状況が窺える。

他方、Fさんとしさんの夫の事例は、伝えた時期が興味深い。「（子が）できてから実は〜的な話だったと思います」（Fさん）、「（離婚を前提に）別居することになってから話したと思う」（Lさん）と、両者は「事後報告」の形をとっていたが、逆にいえば、それまで彼らは「沈黙」していたわけである。そしてそれには、「義理の親も自分の娘に原因があると思っていた」とFさんが語るように、男性不妊を夫から妻の問題にするという効力があった。

この効力に抗うため、親に開示したのはIさんの夫である。精液検査すらしていない夫が、「うすうす」自身の不妊に気づいているというIさんの事例は先述したが、治療が長期化するなかで、夫は、妻が親に非難される状況を見かねて「あんまり言うな、原因は俺なんだから、みたいな話」をし、「お義母さん大ショック」という状況になったという。

一方Oさん夫婦は、妻が夫に指示を出した唯一の事例である。Oさんは、精液検査の結果を聞いて治療の中止を提案した夫に対し、「だったら、親に（自分が原因であることを）説明して。黙ってると、私だけが責められるから」と、条件を出したという。事実を知った義母から「息子のせいでごめんなさいね」と謝られたのは「意外だった」というOさんだが、実際それ以降は、親からのプレッシャーは「ほぼなくなった」という。

妻による開示

該当する女性は七名である。彼女たちの語りから明らかになるのは、夫の「事情通」としての役割を付与された妻が、さらに自分自身の「事情通」を求めて親、とりわけ実母に夫の不妊を打ち明けていたことである。夫より先に無精子症を告知されたGwさんが、実母に「電話して泣いて」から夫に伝えていた事例は前章でも紹介したが、夫婦同時に告知されたJさんも、夫の承諾を得ずに、実母に夫の不妊を告げていた。Jさんの場合は、後述するように、一旦は夫婦で話し合い「二人だけの話」にしたのだが、「でも私、どうしようもなくなってしまって、一番信頼できるのはやっぱり自分の母親なので、話しました」という事例である。たとえ男性不妊でも、精子採取後は女性が治療の対象となるため、身体的・精神的負担は妻に重くのしかかる。その上、既述したように、妻の多くは夫を気遣い忖度していた。だからこそ、彼女たちは自分のために「事情通」を必要としたのである。また「孫の顔は見せられないかもしれない、申し訳ないって話」（Mさん）、「孫はまだかって、親に期待させるのもかわいそう」（Oさん）など、孫を望む親への配慮から開示したという語りもみられたが、この場合は、母親というよりもむしろ「両親」に対してという特徴があった。

ところで「事情通」に関しては、必ずしも実親が担う役割とは限らない。たとえばNさんの場合は「事情通」の役割を、実母から義母に移すプロセスがあった。

N：一回（実母に）寄り添って欲しいって気持ちで言ったんですけど、なんで泣いてんの的な、泣くんじゃないわよみたいな感じで。それに話の流れで、体外受精でってことを話したらすごく反対されて。試験管ベビーのイメージが強いみたいで。なので母とケンカするくらいだったら、余計にストレスになるので、もう言わないでおこうと思って。

＊：じゃあ、ご家族にもそんなに言わずに、ご主人のご両親にも？

N：義理の母には（夫ではなく）私から話しました。というのも、主人の弟夫婦も、同じように体外受精で授かったので。

＊：そうなんですか、でしたら、そちらは理解が早いというか？

N：そうです、理解がとても早くて。だから義理の母の方が話しやすくなって、けっこう事細かく、採卵終わった〜とか、移植に入りますとか、言ってました。

＊：嫁姑関係がすごくいいんですね、なかなかそういうパターンは珍しい。

N：と思います。うちの息子の方が悪いんだったら、お金とか言ってくれたらって、もちろん援助はしてもらってませんけど（笑）そう言われてたので、有難かったです。

ここでは、実母よりも義母の方が、不妊治療を正確に理解している。よって「事情通」の役割も移ったのだが、ここで重要なのは「主人の弟夫婦」である。「同じように体外受精で授かった」という語りから、Nさんが彼らを「同類」とみなしていることがわかる。ゆえに、彼らと親密な義母は「事情通」としての正当性を得たのである。つまり「事情通」とは、単にスティグマ者の生活に関与しているだけでは務まらず、「その生活に同情的で、さらにある程度〔彼らに〕受け容れられている」(Goffman 1963=2016：55）ことが要件なのである。

親への非開示

このケースは総計六例、夫の親へが二例、妻の親へが四例あった。そして彼らもまた、Jさんを除き、夫婦で話し合うこともなく、独断で非開示を選択していた。

まずは夫婦合意のもと、親への非開示を決めたJさんの事例をみていく。彼女によれば夫婦のその決断は、最初に泌尿器科医から「誰にも話すな」と勧告されたことによる。Jさんは、「第三者の精子を使っての子どもっていうのも、なくはない話なので、そうなった時のトラブルを心配して（医師は）言ってくれたのかも」と語るが、実際、夫の無精子症は深刻で、Jさんは顕微授精を繰り返すも妊娠しない。それゆえ「事情通」を必要とし、実母にその役割を求めたことは、すでに述べたとおりである。

次に、双方の親に非開示を貫いているHさん夫婦の事例を検討する。Hhさんが、自分の親はともかくとして、親戚の言動を嫌悪していたことは、すでに第4章でも述べたが、それは「僕側に原因があったから」であった。検査結果を聞いて「泣きました」というほど、男性性を揺るがせていた彼にとっては、「妻の両親とか親戚が（子どもはまだかと）僕に言うのが、僕にはけっこうプレッシャー」だったのである。夫とは別途、インタビューに応じたHwさんにそれを伝えると、「私の親は、夫のことは疑ってないと思います」と断言し、夫に頼まれずとも「親には夫の不妊を隠している」と教えてくれた。「妻は言ってないと思う」と語るEさんとFさんの場合も、妻たちは独断で非開示を選択しており、男性不妊を不可視化させていた。

こうした男性不妊をあえて開示しないという妻の行為は、ゴフマンが「逆方向へのパッシング（re-verse passing）」と呼んだ行為、すなわち「信頼を得る事情を隠すこと」（Goffman 1963=2016：81）として捉えることも可能であろう。なぜなら、女性にとっても不妊はスティグマとなり得るのに、彼女たちは夫の不妊を隠蔽していたからである。夫の不妊を開示すれば、自身には原因がないということを示せるのに、彼女たちはあえて「不妊女性としての自己呈示」、つまり「信頼を得る事情を隠すこと」を選択していたのである。

最後に、その「逆方向へのパッシング」を明快に表現したIさんの語りを紹介する。

I：うちの親には言ってないです。なぜかというと、夫がかわいそうだから。私の親に絶対に言わないでおこうって思ったのは、母もわが子が問題だと思ってるわけで、やっぱり娘の母親の方がものすごく親身になって、一喜一憂するんですけど、でもそこで夫に問題があるってわかると、すごい母としては、責めたくなるじゃないですか、夫を。だから、そこは言わないで、秘密にしておこうと。私の問題だから、年齢が年齢だからしょうがないんだよって話をして。

このようにIさんは、実母の前では夫の不妊をパッシングしつつ、不妊女性としての自己を呈示していたが、それのみならず、ある時までは夫の親にも逆方向へのパッシングをしていた。その「ある時」とは、妻に対する親の非難を阻止しようと、夫が自身の不妊を開示した時である。その時までIさんは、夫の親に夫の不妊を伝えないばかりか、自分に非がないことを承知の上で、責められれば

「私の問題かもしれないから気を付けます」と応じていた。

I：私は、いちばん気を遣っているのは夫のお母さん。自分の息子が〜（不妊だ）っていうのが、いちばん辛いと思ったんですよね。だから私、自分に問題ないと思ってたけど、一応言わずに……だって、かわいそうですよね。

この語りからは、Iさんが自分には原因がないことを知りつつも、不妊女性としての自己を演じることで、夫だけでなくその親をも傷つけまいとしていたことが理解できる。Iさんが、男性不妊である夫を「かわいそう」とみなしていたことはすでに述べたが、彼女の眼には、そうした男性不妊の息子をもつ母親も「かわいそう」な存在として捉えられるのである。

こうした「逆方向へのパッシング」は、不妊を女性の問題とみなさせるジェンダーの作用（江原2000）を逆手にとった戦略だが、裏を返せば、そのジェンダー・バイアスが自明視されているからこそ、成立する戦略だともいえるのである。

4　男性不妊をめぐる家族外への情報操作

続いて家族外、具体的には「職場」および「友人・知人（以下、友人）」への開示状況をみていく。ここで「職場」とは、直属の上司や同じ仕事場の先輩・同僚・後輩など、自分の仕事にかかわる人間関係を指す。よって職場では、仕事に関連する範囲で開示を余儀なくされる場合も想定されるが、他方で友人への開示は、もっぱら自発的なものと思われる。

先行研究では、「不妊の男性には、『ちゃんとやることやっているのか』『作り方教えてやろうか』などと言われた経験を持つ人が多い」（江原 2000：208）ことが示され、「性的能力」の文脈で生起するスティグマは、「同性である男性からの『からかい』として表現される」（田中 2004：208）ことが指摘されてきた。しかし、繰り返しになるが、近年の日本では男性不妊へのまなざしが変化している。したがって、当事者が実際いかにして自身の、もしくは夫の不妊を開示しているのかを明らかにすることは、当該社会における男性不妊の位置づけを考察するための、有益な手がかりになり得ると考えられる。

職場での開示状況

まずは「職場」に注目すると、男女共に開示している人は少数である。特に女性は一名だけだが、これは働き方に関連すると考えられる。一五名の妻たちのうち、不妊治療をしながら正規雇用で働いていた女性は三名しかいない。つまり彼女たちは、比較的柔軟な働き方を選択しており、時間的制約が課せられる不妊治療を受ける上では都合が良い。しかしこれは、必ずしも治療のために辞職したり働き方を変えた女性が多いということを意味しない。むしろこの状況は、男性不妊が判明する前に、正確には、結婚と同時に働き方を変えた女性が少なくないということを物語っている。一例として、Jさんの退職理由をみてみよう。

J：結婚してすぐに欲しいよねって話をしていたので。夫が転勤族で、私も正規で仕事をしてたんですけども退職したんですね。やっぱり子どもが欲しいし、夫が転勤族ってなると、私は移動のない仕事だったので、私がやめて夫の方について行ったんですけど。

同様に、結婚を機に働き方を変えたという女性は、確認できた限りで七名存在した。彼女たちは、退職する時点では夫の男性不妊はもちろん、自分が不妊という現実に直面することさえ、まったく予期していない。別言すれば、彼女たちは、結婚と同時に子どもを望んだからこそ、働き方を変えたというのに妊娠せず、不妊検査・治療に臨んで初めて男性不妊が発覚するという、自らのライフプランとは別の、想定外のパターンに陥っていたのである。

女性対象者のうち唯一職場で開示していたGwさんは、看護師という職業柄、勤務体制・時間が変則的であり、仕事と治療を両立したいなら、職場で事情を説明する必要があった。ただし彼女が開示しているのは、自身が不妊治療をしているという事実のみである。あえて不妊原因を語ることはないが、逆に詮索されることもない。Gwさんによれば、職場では「できることは協力するからって言われてるんで、そうやって言ってもらえるからこそのストレス」があり、「なるべく早く（治療を）終わらせたいという気持ちが強い」という。

一方、男性対象者は第4章でみたように四名（Ahさん、Bさん、Dhさん、Ghさん）が開示していたが、それは入院に伴う有給休暇の申請のためで、その実態は事務的な連絡程度のようである。とはいえ、これもすでに述べたが、中にはBさんのように「ざっくばらんに何でも話すような仲間」が職場にいたため、自身の不妊経験を打ち明けられる「比較的話しやすい環境」の職場も存在した。ただいずれにせよ、非開示の人を含めても、男性が職場での不快な経験を語ることは、ほぼ皆無であった。

Gh：会社も、一応検査入院とかもしてるので、簡単には話している状態ですけど、あんまり具体的にしゃべって変に気を遣わせるのも、と思って、会社は、ほんとごく少数の人に、簡単にこんな感じだというのは話してますけどね。……実際、今、職場自体も結婚してない人もいますし、してても、子どももいる人もいない人もいるので、今のところはあんまり（話さない）。男同士は、そういった意味ではラクかもしれないですね。

このようにGhさんは、結婚や子どもといった私的な話題が回避されがちな職場を「ラク」と解釈している。彼の職場は男性が圧倒的に多いこともあり、ことさら「ラク」なのかもしれないが、とはいえ、必ずしも女性が職場で困難を抱えるとは限らない。

たとえば、派遣社員として働いていたNさんは、職場を「治療中の支え」と意味づけ、「子どものいないご夫婦がとても多くて、そういう（子どもの）話にならないので、お昼にたわいない話してとか、そういうのがすごく楽しかった」と振り返る。対照的にJさんは「派遣で初めて会った人に『結婚してるの？』って聞かれて『してます』って言うと、『お子さんは？』ってのが絶対でてくるから、何か言われて傷つく自分も嫌」と、職場での不快な経験を語る。両者の場合、働き方は同じでも、職場の意味づけ方には差異がある。その理由は、スティグマ者がパッシングを回避できる「同類」の存在にあるのではないだろうか。

柘植（2012）は、「お子さんは？」と尋ねられ傷つく不妊女性の事例を引き、尋ねる側の背景を考察している。それによると、尋ねる側の根底には、結婚していれば、子どもがいるのが「当然だ」という意識があり、それゆえ子どもの有無によって帰属集団を分類している。つまり不妊で辛いというのは、「子どもがいないということが社会的にマイノリティ集団として規定されていることによる」（柘植 2012：105）というのだ。無論それにとどまらない不妊の辛さの多層性は、柘植も指摘するところだが、ここではNさんが「子どものいない夫婦」を「同類」とみなしている点に注目したい。つまり彼女は、不妊であるか否かは別として、既婚で子どもがいない人に同類意識をもっていたのだ。要するにそれは、子どもの有無による単純な二分類ではあるが、それができたのは、その相互行為場面が派遣先という職場に限られていたためであろう。以下でみるように、より親しい友人関係では、誰を「同類」と同定するかということは、特に女性の場合は、より複雑な問題となって生起していた。

友人への開示状況

では、友人への開示状況をみてみよう。分析の結果、対象者一九名のうち男性は四名（Ahさん、Bさん、Dhさん、Ghさん）が、女性は八名（Awさん、Dwさん、Gwさん、Iさん、Kさん、Lさん、Mさん、Nさん）が、友人に不妊の経験を伝えていた。だがその内実は、男女によってかなり違う。第4章でも述べたが、男性の場合、親しい友人に話しても、相手の反応は「へーってぐらい」（Dhさん）と淡泊で、およそ「事情通」にはなり得ない。「同じような状態の人にも出会わないし、っていうか（無精子症は）百人に一人ですし」とGhさんが語るように、無精子症の男性には「同類」候補すら見出せないという現実もある。

他方で、双方の親に非開示を貫いていたHhさんは、やはり友人にも一切を隠していたが、妻が妊娠した現在でも、「僕の周りには、言うつもりはない」と決意している。

＊：結婚して三年目だったら、つくらないようにしてたって思われてたかも？

Hh：というふうに伝えています、僕は。男友達には。
＊：そうなんですか、（子が）できたんだよってことだけ言って、何でってなると？
Hh：ま〜そうですね、二、三年二人で生活して、そろそろ（子どもをつくろうか）って話になったって、ごまかしてます。
＊：そのごまかすっていうのは、やっぱり言いたくないっていうのがあって？
Hh：まぁ、自分が原因だったから、言いたくないですね。
＊：それはやっぱり、男としてみたいなのがあるんですか？
Hh：う〜ん、そうですね。
＊：でもそれ、みんな信じますでしょ？　疑ってないでしょ？
Hh：疑ってないと思いますね。男は（男性不妊のことを）思いつかない、そんなに知らないと思いますよ。女性の方が、男性不妊のことも知ってると思います。たぶん（男性は）女側に問題があると思っている、僕も自分が発覚するまではそうでしたから。

ここで興味深いのは「ごまかしてます」という語りだ。一般に「信頼を失う事情のある者」は「沈黙」によってパッシングを行うが、ここではより踏み込んで友人を欺いている。もとよりこの戦略が可能となったのは、妻が妊娠したからにほかならないが、Hhさんも指摘しているように、男性不妊に関する情報が男性間に浸透していないといった社会背景も寄与している。こうした情報操作の手法をゴフマンは「擬装工作《カヴァリング》（covering）」と呼び、「すでに信頼を失った者」が用いる戦略として描出した（Goffman 1963=2016：173–6）が、Hhさんによる「偽りの自己」呈示も、その意図性からみて擬装工作《カヴァリング》といい得る。

翻って女性の場合、先の八名のほかHwさんも「普通に友達には、欲しいけどなかなか（子が）できん、とは言ってました」と語っており、女性対象者一一名のうち九名が友人に「子づくり」を相談していた。中には、友人の勧めで治療を始めた人もいたが、「いちばん力になってくれたのは大学の友達、体外受精で二人授かった子に、めちゃめちゃ話してました」（Kさん）と友人への開示を評価する人がいる一方で、それを後悔している人もいた。

N：（不妊のことは）言ってました、仲のいい友達グループ四人ぐらいなんですけど。
＊：その中には、治療して（子が）できた人はいないんですか？
N：その（治療を）勧めてくれた友達は、人工授精でって、後から知ったんですけど。
＊：それはNさんが治療を始めたってことで、実は私もって教えてくれたんですか？
N：そうです、はい。でも他の子はみんな自然にできたって感じなので。
＊：で、その仲良しグループの人たちには、男性不妊も全部オープンにしたんですか？
N：したんですけど、今思うとっていうか、体外受精にステップアップした時に、言わなければよかったってすごく思いました。後悔しました。周りからすごく気遣われるようになるし、子どもの話になるとついていけない、自分がすごく空しくなったりして。
＊：それは、人工授精だったら、そこまで気を遣われないってことですか？
N：うーん、そうですね。人工授精の時はあまり感じてなかったんですけど、自分の友達では、体外受精に進んでいる子がいなかったので、たぶんですけど。

このNさんの語りは、二つの示唆を提供する。第一は、親密な間柄というだけでは「事情通」になり得ないことである。もとより、それは男性の場合も同じであったが、Nさんのように、開示ゆえに孤立感を抱く男性はいなかった。第二は、不妊治療経験者というだけでは「同類」になり得ないことである。たしかに「しゃべるとラク、特に同じ経験してる子には、やっぱり気持ちわかってもらえるから」（Awさん）と、経験者に同類意識をもつ女性は少なくない。ただし「同じ経験」の定義には個人差がある。Nさんの場合、男性不妊が問題化することはなかったが、治療技術のステップアップが友人関係に変化を惹起していた。安田（2012）によれば、不妊原因や治療に通う背景、治療段階によって、当事者同士ですら排他的な感情に支配される例は珍しくない。実際、夫と相談して非開示を貫いていたJさんも「同類」を求めて自助グループに参加したが、自分と同じような重度男性不妊の夫をもつ人には出会えず、年長者から「若いから大丈夫」と言われ、逆に孤立感を深めていた。

一方、夫の不妊を友人に隠す妻の事例もみてみよう。すでに触れたHwさんは、夫の不妊を伏せて、友人に「子づくり」の相談をしていた。Jさんについては、前述のとおりである。Oさんは、夫の不妊も含め、不妊治療の経験を友人に話したことはないそうだが、それは「子育てに忙しい友人たちとは、なんとなく疎遠になってしまったから」で、「聞かれれば話してもいいんだけど、みんな気を遣ってるのか、聞いてこない」と語っていた。

最後に、非常に興味深いMさんとKさんの事例を取り上げたい。前章でもみたように、Mさんは自分の友人に対し、不妊治療で子どもをもったことは隠さないが、「男性不妊のことは、旦那が、そういう目で見られるっていうのが嫌で言わない」と語る。つまりMさんは、夫を「そういう目」から守ろうとしているわけだが、裏を返せば、それは彼女自身が男性不妊を「そういう目」で見ているということであろう。換言すればMさんは、友人から自分の夫が「生殖能力の欠けた男性」とみなされるのが嫌なのだ。加えてMさんの夫には、事故のために体調を崩し失業中という事情もある。既述したように、夫婦関係は良好で当事者的には問題はないのだが、外から見ればその現状は「従属的男性性」として捉えられる可能性が否めない。それだけにMさんは、夫の不妊を隠したいのではないだろうか。

他方、Kさんは自分の友人には隠さないが、夫の周りの人には「もう私でいいよって思ってます。私に問題があって（子が）できなかったってことで」と語る。あえて繰り返すが、彼女の夫は「虫けら以下だ」と自己卑下し、MD-TESEを拒否した男性である。もちろん、夫自身も家族以外には「（自身の不妊を）全然言ってない」という。Kさんに、夫の不妊を隠したい理由を聞くと、「かわいそうな感じがしちゃいますね、夫が。そういうふうにみんなに思われるのが」と、彼女も他者の視線を「そういうふう」と表現した。Kさんもまた、夫の男性性を守りたいのである。

このように、MさんとKさんの語りには、男性不妊をスティグマとみなす彼女たち自身のまなざしが垣間見える。だからこそ二人は、「不妊は女性の問題」という社会通念を逆手にとり、夫をスティグマから守ろうとしているのだ。

この二人の実践は、ジェンダーを関係性として捉えたコンネルの男性性理論から理解することも可能であろう。すなわちコンネルは、「男性の利益や欲望に自らを合わせる方向」に分化した女性性の一形態を「誇張された女性性」と呼び、そうした女性性と「ヘゲモニックな男性性」との間に存在する「一致点」に着目した（Connell 1987=1993：265-8）が、ここでの二人の語りには、その「一致点」が見出せる。しかも彼女たちは、夫から強要されたわけでもなく、自らの意思で情報操作をしているのである。これはまさに田中が指摘した、「〈ヘゲモニックな男性性〉は、人びとの『自発的な同意』を形成しながら、男女間の権力の非対称性を正当化する装置として機能している」（田中 2009：55）ということといえる。

不妊を「女性の問題」とみなさせるジェンダーの作用については、批判的な意見が集中する（e.g. 江原 2000, 2002；田中 2004；Culley et al. 2013；Barnes 2014）が、男性不妊の夫をもつ妻の中には、それを甘受した上で利用し、夫の社会的アイデンティティを維持しようとする行為がみられた。その際、妻にとって大事なのは自分よりも夫の自己イメージであるが、Mさんが自分の、Kさんが夫の友人関係を「場」とした点には留意したい。ゴフマン理論における「場」の重要性は、本章第2節でも述べたが、一般に夫婦間では夫の自己イメージは妻の自己呈示に影響する。Mさんが自分の友人に夫を「常人」と見せかけたいのは、「常人」としての夫をもつ妻として自己を呈示したいからであろう。Kさんの意図は、夫の友人関係における夫の威信の保護ということだろうが、逆に見れば、それは自分の友人関係におけるKさん自身の威信の保護にもつながる。結局、場へのこだわりは、誰にどう見られたいと思っているのかという、妻自身の社会的アイデンティティへのこだわりや、ジェンダー観を反映しているものと考えられる。

5　開示をめぐる夫婦の戦略とジェンダーの再生産

以上一九名の対象者の語りをもとに、男性不妊の開示や情報操作に関する夫婦の実践をみてきた。本章の結果は、その限定性ゆえに一般化はできないが、以下の点が明らかになった。

まず、家族内部においては大半の男性が自身の不妊を開示していることがわかった。妻には全員が、親には八割が自らの不妊を告げていたが、これは「男性不妊の当事者はほとんど『語らない』」（田中2004：207）という従来の議論とは異なる結果である。では、なぜそのような違いが生じたのか。それは第一に、ここでの分析対象を家族内部に限定したためである。ただし、同じ「家族」とはいえ、夫婦間と親子間とでは状況がまったく異なることも示された。八割が親に開示しているといっても、その内実は、部分的だったり片方の親にだけだったりと、何らかの情報操作が行われている場合が多い。つまり親子間における男性不妊の開示状況には、開示と非開示の共存といった両義的な特徴がみられるのである。

第二に、先行研究との時代背景の差異も影響を与えている。序章および第1章で詳述したように、二〇一一年以降、男性不妊をめぐる社会的状況が変化するなか、医療体制や医療者側の意識も変わりつつある。いまだ不十分ではあるが、最近では男女共に診療可能な不妊専門クリニックや、非常勤ながら泌尿器科医と連携を取っている婦人科医も増えている。女性側の検査と並行して精液検査を行う病院も珍しくなく、その結果を一緒に聞く夫婦も少なくない。実際、本書の対象者間でも夫婦一緒に聞いたケースが最多（九組）であったが、少なくとも一九九九年の調査時にはみられた、男性不妊が判明した場合に「そのことを夫には言うな」と勧告するような婦人科医（江原 2002：51）は、もはや少数派になったようである。であるならば当然、夫婦間での情報操作は不可能であり、夫婦は情報を共有することとなる。

したがって、夫婦間で情報操作が問題となるのは、片方が先に夫の男性不妊を知ったケースに限られていた。夫が先の事例では、夫は自身の男性性を揺るがせ、妻への開示を先送りしていた。逆に妻が先の事例では、妻は夫への開示を躊躇したり、見送ったりしていた。なぜなら、妻たちの多くは

「夫がかわいそう」「夫を傷つける」と思慮していたからである。

さらに、この夫への思慮は、妻から親への情報操作にも反映されていた。夫が実親に自身の不妊を伝えていなかった事例では、妻のほとんども実親に夫の不妊を隠していたが、それは夫からの要請ではなく、夫を忖度した妻の独断による情報操作であった。一方で、妻に対する親の非難を阻止するため、自発的に自身の不妊を開示した夫たちも少なくなかった。中には、孫を望む親への配慮から開示した事例もあったが、本書の対象者においては、親への情報操作は、一義的には夫婦が互いを慮った結果としての行為選択だったのである。

以上の知見を踏まえ、ここでは、親への情報操作がもつ意味について論じたい。分析を通じてわかったのは、開示／非開示の結果、得られる効果は真逆だということである。親への開示には、男性不妊を可視化させ、不妊の責任を夫にも帰属させる効果があった。さらに、姑から嫁への謝罪が語られるなど、親への部分的な責任帰属という意味も示唆されたが、同時にそれは「事情通」というサポートの獲得にも寄与していた。他方、親への非開示には男性不妊を不可視化させる効果、換言すれば、男性不妊を夫から妻の問題にするという効果があった。これは「不可視性が男性不妊を保護している」と主張したBarnes（2014）を支持するものだが、本章ではその社会構造を利用して、不妊女性としての自己を演じる妻の戦略も明らかになった。つまり親への開示には「妻の保護」、非開示には「夫の保護」という逆方向の意味が見出されたのである。そしてそれを両立させているのが、不妊を「女性の問題」とみなさせるジェンダーの作用（江原 2000）だということは、いうまでもないだろう。

次に、家族外に対する男性不妊の開示状況をまとめてみよう。まずは職場だが、男性は半数が休暇取得のため、女性は一名がシフト勤務のため開示していた。だが、その内容は必要最小限である場合が多く、特に女性は夫の不妊を伏せ、治療中であることのみを告げていた。つまり職場での開示は、いずれも仕事に支障をきたさないための配慮であったといえる。

続いて、友人関係においては、男性は半数が、女性は七割が開示していたが、その内容や友人側の受け止め方には著しい性差がみられた。男性の場合は、自身の不妊を開示したとしても、そもそもの受け皿がないという現実があった。それは、日本社会が「男性不妊を隠蔽してきた」(江原 2002)ことの弊害ではあるが、その反面、非開示を貫きたい男性にとっては恩恵にもなっていた。また本書の対象者に限れば、先行研究で指摘されてきたような男性間における「性的能力」への「からかい」(江原 2000；田中 2004)を経験していた人は誰もいなかった。むしろ彼らの人間関係においては、不妊はもちろん、生殖やセクシュアリティが話題にのぼることはほとんどないという。

翻って女性の場合、生殖に関する話題は日常的なものであり、対象者の八割が友人に「子づくり」を相談していた。友人が不妊治療の経験者である場合も稀ではなく、友人関係は「悩みを語る場」として機能していたが、その反面、不妊をめぐる状況が非常に個別的であるがゆえに、相互理解が難しく、治療の進行に伴い関係が悪化した事例もあった。

また、女性には「子ども」の話題がつきまとうため、結果的に子どもの有無による分類が生起していた。ただしこの分類は、状況次第で「治療中の支え」(Nさん)にもなり得る点が示唆的だ。その不可視性ゆえに不妊か否かは不明でも、子どもがいない「同類」とのかかわりは、不妊女性に孤立感の希薄化や視野の広がりをもたらし、帰結として子どもの有無という価値基準とは異なる次元で、自己を尊重する視点が芽生える可能性もある。従来、グループワークやカウンセリングなど、当事者が不妊の問題を語ることの重要性が主張されてきた(安田 2012)が、本章では、そうした支援とは別の、日常生活の中でパッシングをしつつ、不妊を乗り越える方策の可能性も示唆された。

最後に注目点として、自らにスティグマを貼ることで、夫へのスティグマ付与を阻止しようとする妻の戦略を挙げておきたい。これは海外の先行研究――一九八〇年代のカナダ（Miall 1986）や「多産社会」インドの女性（Riessman 2000）――でも見出された戦略ではあるが、現代日本においても実践されているという点が重要である。「誰に、どのように、いつ、どこでという問題」（Goffman 1963=2016：80）は、個別状況的であったが、それらは自分のみならず、夫の社会的アイデンティティをも左右する問題である。妻たちは「不妊は女性の問題」という社会通念を巧みに利用しながら、状況によって「不妊女性としての自己」と「不妊男性の妻としての自己」を演じ分けていたのである。

このように、男性不妊の開示をめぐる夫婦の戦略は複雑であったが、とりわけ夫の「事情通」としての妻の行為は、夫をスティグマから保護する反面、ジェンダー・バイアスの再生産につながる実践としても捉えられる。それはまさに「状況の独特の構造を活用しながら、社会に従い、また社会に抗する個人」（坂本 2005：171）の実践といい得る。こうした社会に制御されるだけではない、またマイノリティとして支援を待つだけではない、女性の主体性や柔軟性の一端を示せたのは、ゴフマン理論を用いた本章の意義と捉えられよう。

注

＊1 他にも変名、世界を二分、自発的告白、擬装工作《カヴァリング》など多様な戦略がある（Goffman 1963=2016：156-76）。

＊2 禁断の場所とは「域外の場所」ともいい「彼がその一員であることが証明されている種類の人びとには禁じられており、露顕すれば追放されるような禁じられた場所」、日陰の場所とは「ある属性をもった個人の同類が、

スティグマを見せたままで過ごしそれを隠す努力の必要はなく、また〔常人も〕協調的に知らぬふりをする努力を必要以上にしなくてもよいような」場所を指す（Goffman 1963=2016：139）。

終　章　現代日本の男性不妊

本書ではここまで、不妊症と診断された男性ないしその妻の語りを分析対象として、男性不妊をめぐる当事者の経験にアプローチしてきた。とりわけ本書では、先行研究の批判的検討からたどり着いた課題に基づくリサーチクエスチョンを四つたて、その各々について実証的な分析を試みた。終章では第1節にて、ここまでの分析結果を振り返りつつ本書の最終目的、すなわち今日の日本社会における男性不妊の位置づけを考察し、第2節にて、本書の意義と限界を確認し、今後の展望についても述べておきたい。

1　今日の日本社会における男性不妊の位置づけ

1．本書の主な知見

まずは第4章にて、第1のリサーチクエスチョン、すなわち「男性不妊症と診断された男性は、自身の不妊をどのように経験するのか。またその経験を通じて、自己や不妊にかかわる認識ないし意味づけを、いかに変化させるのだろうか」という問いにこたえるべく、男性対象者八名の語りを分析した。

その結果、本書の男性対象者は、全員が「妻のため」に不妊治療を受けていたこと、別言すれば「夫婦関係の問題」として男性不妊を経験していたことがわかった。彼らは、自身の不妊治療を「妻への愛情表現」もしくは「夫としての義務」と意味づけており、それゆえ、男性不妊をめぐって困難を抱えるとしたら、それは妻との関係においてであり、社会的な問題に直面することは極めて少ないということが明らかになった。

また、男性不妊を経験した自身の認識の変化については、当然のことながら身をもって経験したため、まずは全員が「不妊は女性のみならず男性の問題でもある」と認識を変えていた。とはいえ、彼らもそれまでは「不妊は女性の問題」という社会通念を信じており、中には「男性不妊っていう言葉さえ知らなかった」(Hhさん)という人すらいた。したがって、彼らがその経験を通じて最も問題視したのは、「男性不妊の社会的認知の低さ」であった。認知の低さは情報不足につながり、彼らに不安や孤独感を抱かせる一因にもなっていた。

第5章では、第2のリサーチクエスチョン、すなわち「不妊治療の場において、男性身体はどのように意味づけられるのか。とりわけ『精巣内精子採取術』といった、精巣切開を余儀なくされる侵襲的な手術を、当事者はどのように選択し、受け容れ、身体経験として捉えるのだろうか」という問いにこたえるべく、無精子症事例に限定して語りを分析したが、ここでは五名の泌尿器科専門医の語りも対象に加えた。

その結果、次の三つが明らかになった。第一に、手術の対象は夫の身体でも、医師は患者を夫婦単位で見ていた。第二に、無精子症の衝撃は夫ばかりか妻にも影響を及ぼし、妻たちは無精子症を自分の事として捉えていた。第三に、治療の場では夫よりもむしろ妻が主導権を握るケースが多く、夫の大半は妻の期待に応えるために手術を受けていた。以上から、無精子症をめぐる身体経験の当事者は、夫のみならず妻でもあるということが理解できる。診療の場で医師が配慮するのは夫よりもむしろ妻であり、妻もまた医師と積極的にかかわっていた。そこでは「不妊は女性の問題」という認識が自明視されており、同時にそれは、医師と夫婦の相互作用によって再生産され続けていたのである。

第6章では、第3のリサーチクエスチョン、すなわち「男性不妊の夫をもつ女性は、夫の不妊とどう向き合うのか。またその過程でいかなる困難や葛藤を抱え、いかにしてそれらに対処するのだろうか」という問いにこたえるべく、女性対象者一一名の語りを分析した。

その結果、夫の不妊を真正面から受け止めて不妊治療に取り組む姿勢と、その治療プロセスにおける夫への配慮といった、二つの共通点が見出せた。彼女たちは皆、夫に責めを負わせぬよう気を配り、「ケアする存在としての女性／ケアされる存在としての男性」という「ジェンダー化された関係性」（田中 2004：201）を実践していたが、その裏には男性不妊をスティグマとみなし、夫を「かわいそう」な存在と位置づける妻のまなざしも垣間見えた。

また、女性が抱える困難や葛藤については、妊娠・出産役割を内面化している女性の場合、夫への愛情と子どもへの欲望の葛藤に苛まれる人もいたが、その場合は、配偶者選択への後悔や夫婦関係の揺らぎを示唆するような語りがみられた。他方、女性たちの中には、最初から子どもへの欲望よりも夫への愛情の方が強い人もいて「子どもができなくても離婚しない」と夫に明言する人（Mさん、Gwさん）もいたが、いずれにせよ、精液検査の結果は夫婦関係に微妙な変化をもたらすことが確認できた。

さらに、女性たちが抱える最大の困難は「子どものいない人生」に対する夫婦間のずれであることも示唆されたが、そのずれは、当該社会における「子どもの有無」への意味づけの性差に起因するものと思われた。

第7章では、第4のリサーチクエスチョン、すなわち「夫の男性不妊に関する情報は、夫婦間でいかに開示されているのか。またそれを共有した夫ないし妻は、いかにしてその情報を管理・操作しているのか」という問いにこたえるべく、全対象者一九名の語りを、ゴフマンのスティグマ論を援用して分析した。

その結果、妻には男性たちの全員が、親には八割が自らの不妊を開示していることがわかったが、親への開示には、何らかの情報操作が行われている場合が多く、親子間においては開示と非開示の共存といった両義的な特徴がみられた。また夫婦間では、精液検査の結果を夫が先に知った事例は一つしかなく、必然的に情報を共有する事例が多かったが、夫よりも先に結果を聞いた妻たちは皆、夫への告知を躊躇していた。

一方、家族外に対しては、職場では男性の半数と女性一名が、自身の不妊治療を開示していたが、それは休暇や勤務時間の調整のためであり、ほとんどが必要最小限にとどめていた。さらに親しい友人には、男性は半数が、女性は七割が開示していたが、その内容や友人側の受け止め方には著しい性差がみられた。男性の場合、自身の不妊を告白しても、その受け皿すらないのが現状だが、それは日本社会が「男性不妊を隠蔽してきた」（江原 2002）ことの弊害であると同時に、非開示を貫きたい男性にとっては恩恵にもなっていた。

翻って女性の場合、八割が友人に「子づくり」を相談し、友人から不妊治療を勧められるなど、友人関係は「悩みを語る場」として機能していたが、他方で不妊をめぐる状況が非常に個別的であるため相互理解が難しく、治療の進行に伴い関係が悪化した事例もあった。

最後に本章の注目点として、自らにスティグマを貼ることで、夫へのスティグマ付与を阻止しようとする妻の戦略を指摘した。妻たちは「不妊は女性の問題」という社会通念を逆手に取り、状況によって「不妊女性としての自己」と「不妊男性の妻としての自己」を演じ分けていたが、こうした妻の行為は、夫をスティグマから保護する反面、ジェンダー・バイアスの再生産につながる実践としても捉えられるのである。

以上、本書では男性不妊をめぐる問題を「男性の問題」に矮小化せず、家族や医療といった、彼を取り巻く社会環境との相互作用の観点から検討してきた。そしてそれにより、男性不妊という現象が男性の身体に生起するにもかかわらず、妻の人生や身体にも不可避的にかかわってくることや、個々の男性・女性・夫婦によるミクロな経験が、ジェンダー秩序や社会規範といったマクロな構造に規定されるありようを描き出すことができたと考える。そこで次項では、ここまでの知見を踏まえながら、本書の結論を導出したい。

2．結　論——現代日本における男性不妊の位置づけ

前項でまとめた四つのリサーチクエスチョンへの応答をここで改めて確認すると、すべての答えがある一点に収斂していくことに気がつく。それは「男性不妊は、男性の問題である以上に妻の問題である」ということだ。本書の事例においては、男性が不妊治療を受けるのは「妻のため」であったし、その治療の場で主導権を握るのも妻であった。妻たちは夫の不妊によって自らの人生を左右されながらも、夫の威信を守るべく、夫が男性不妊であるという情報を操作していた。つまりこれらの知見が

示唆するのは、今日の日本においては「男性不妊は妻の問題として位置づけられる」ということだ。それは、かつて田間泰子が論じた以下の点と、いささかの変わりもない。

不妊は、現在の日本においては、女性や男性個々人にとっての身体の問題として現象するのではなく、むしろ結婚して子どもを持とうとした時に初めて問題化する。つまり望ましい家族やそのなかの自己の理想が最初にあり、それに対して解決すべき問題として不妊が意味づけられ、不妊「症」として「治療」（つまり社会統制）されるのである。（田間〔1995〕2001：213-4）

田間の指摘どおり、男性不妊を主題とした本書においても、たしかに不妊は「身体の問題」というよりむしろ「家族形成の問題」として、もっといえば「妻の問題」として語られていた。逆にいえば、男性不妊は「妻の問題」としての不妊に内包される現象として捉えられているのだ。つまりその意味では、いまなお「不妊は女性の問題」というジェンダー観が再生産され続けているのである。田間はこの論考で成田龍一（1990；1993）を引用しつつ、「日本社会の近代化とともに、不妊の正常化の方法も近代化され」、それと同時に「正常化の対象である女性の身体の近代化」もはかられたと述べ、「明治時代以降の、特に現代の特徴は、女性の身体への医療による統制であった」と喝破した（田間〔1995〕2001：239-40）。

それから四半世紀を経た今日、序章でみたように男性不妊をめぐる社会的状況は急激に変化している。ということは、正常化の対象は男性身体にまで拡張されたとみてよいのだろうか。たしかに近年、男性不妊は可視化され、男性にも不妊検査・治療を受けることが奨励されるようになった。その点では、男性身体も管理対象化されるようになったということはいえるだろう。フーコーの言葉を借りれば、男性身体にも、生殖に関する「生‐権力」が発動されるようになったということだろうか。フーコーによれば、富ないし労働力としての「人口」問題が浮上した一八世紀以降、（当該）政府は「目的と緊急の要請に応じて産児奨励と産児制限の二つの方向に揺れ動く、より微妙でよりよく計算された調節」を画策するようになった（Foucault 1976=1986：35–6）。そしてその調節は、もっぱら女性の身体を通してなされてきたというのが、従来の見方（江原 2002；荻野 2002；澤田 2014）であり、その意味では、女性の身体はすぐれて政治的身体であり続けてきたといえる。

翻って現在、日本では少子化対策が喫緊の政治課題となるなか、ついに男性の身体までもが管理されるべき対象となった。男性たちの一部、特に若い世代には、精液検査キットを購入してセルフチェックを行うなど、生殖能力の自己管理に励む人すら出現している[*1]。しかしながら、そうしたことの帰結として、男性が不妊治療に積極的になったとしても、女性の妊娠・出産なしには子どもはもてない。つまり現在は、従来の「国家→女性」型に「国家→男性→女性」型が加味されたという状況であり、「結局は女性身体の管理が強化されていく」（由井 2017：131）ことになる。その意味では、今もなお「日本の家族制度は、まさに女性の身体規範として在る」（田間〔1995〕2001：241）ということに、変わりはないのである。

ところで、今日の日本社会において「男性不妊は妻の問題として位置づけられる」としても、それが男性の身体に生起する限り、男性自身に何の影響も及ぼさないということは考えにくい。ならば男性は、自身の問題として、男性不妊をどのように意味づけるのだろうか。

序章第2節でみたように、従来男性不妊はほとんどの社会でスティグマ化されるといわれてきた。もとより女性不妊にもスティグマは付与されるが、男性には男性特有のスティグマが貼られるため、それを嫌う不妊男性の「沈黙」が世界中で強調され続けてきた。繰り返しになるが、その男性特有のスティグマとは、いわゆる「生殖能力と性的能力の連鎖」(Lloyd 1996 : 434 ; Wischmann & Thorn 2013 : 238) によるスティグマを指し、日本でも、たとえば江原は「男性は、不妊症という問題を、性的能力という文脈に位置づけがち」(江原 2000 : 208)、田中は「子どもがいない既婚の男性に対する『からかい』は、『生殖能力の欠如』ではなく『性的能力の欠如』としてスティグマ化する」(田中 2004 : 213) と述べ、ゆえに「男性不妊の当事者はほとんど『語らない』という事実」(田中 2004 : 207) が強調されてきた。

しかし本書の男性対象者たちは、第7章でみたように、家族内ではほとんどが、家族外に対しても半数ほどが、自身の不妊を開示していた。では、彼ら自身は男性不妊をどのように意味づけているのだろうか。

まずは家族内において、本書の結果が示唆するのは、男性不妊はセクシュアリティの問題である以上に「家族の問題」、さらにいえば「夫婦の問題」であるということだ。たしかに先行研究でも「性的能力」の文脈で生起するスティグマは、男性同士の「からかい」という形で表出することが指摘されてきた。すなわちコンネルが提示した「ヘゲモニックな男性性」対「従属的男性性」という男性間の構図においてである (Connell 1995)。よって、家族内部においてそれは起こりにくい。なぜなら男性不妊は、夫婦にとっては「子ども」を、親にとっては「孫」をもてるか否かという「家族形成の問題」として立ち現れてくるからだ。それを端的に物語るのは、重度無精子症の事例であった。ＡＩＤを見据えて非開示を貫く彼らの情報操作を規定していたのは、ジェンダー規範ではなく血縁親子規範であった。彼らは、自身の男性性よりも非血縁の親子関係を守るために、情報操作をしていたのである。

一方、家族外に対しても本書の対象者に限れば、男性間でセクシュアリティの問題として男性不妊が話題にのぼるという事実、換言すれば、他の男性から性的能力の文脈でからかわれた経験をもつ人は誰もいなかった。第4章でみたように、八名の対象者は皆「男性不妊の社会的認知の低さ」を問題視していたが、そもそも男性不妊という事象が男性間で共有されていないので、仮に当事者が自身の不妊を告白しても、男性同士では会話が成立しないという。

ところでコンネルの男性性理論では、「ヘゲモニックな男性性」とは、当該社会における最も優位な男性性の形態を指すが、同時にそれは「従属的男性性」、すなわちその優位性を正当化するための、より劣位な男性性の形態を必要としていた。男性不妊をめぐる従来の議論では、もっぱらセクシュアリティとの関連から男性性の階層性が考察され、それゆえに不妊男性の沈黙が強調されてきたが、本書の結果からは、別の観点の有用性も示唆された。それは、男性にとっての「子どもをもつ意味」である。本書において、Dhさんが「二人がいい」という理由でショックを表さず、Bさんが「男性としてのショック」よりも、「夫婦の子どもを諦めなくちゃいけないのかなっていう意味でのショックが大きい」と語ったように、当事者にとって男性不妊の意味は、子どもをもつことの意味と関連している。

では、今日の日本において、子どもがいないということは、男性性の階層性にどうかかわってくるのか。この点、既存の議論は不足しているが、不妊女性の場合を参照しつつ考えてみたい。第7章でも提示したが、柘植は「お天気についての会話と同じくらい」頻繁に「お子さんは？」と尋ねられる女性の事例を引用し、尋ねる側の意図を洞察している。彼女によると、尋ねる側の根底には、結婚していれば子どもがいるのが「当然だ」という意識があり、ゆえに子どもの有無によって帰属集団を分類している（柘植 2012：99–100）。つまり不妊で辛いというのは、「子どもがいないということが社会的にマイノリティ集団として規定されていることによる」（柘植 2012：105）というのだ*2。

翻って男性の場合、子どもの有無による帰属集団の分類は、本書の対象者に限れば皆無であった。すでに紹介した語りだが、「子どもはまだできないのかって、わざわざ男性に言う人もいませんしね」というBさんの語り、「今の職場自体、結婚してない人もいますし、してても子どもいる人もいない人もいるので、あんまり話さない。男同士は、そういった意味ではラクかもしれないですね」というGhさんの語りからは、男性間においては、子どもの話題は日常的なトピックではないということがわかる。

コンネル理論に依拠し、男性の働き方やセクシュアリティを分析した田中は、現代日本社会での「ヘゲモニックな男性性」を「フルタイム労働に従事しながら妻子を養う男性像」と結論づけた（田中 2009：157–8）が、未婚化や少子化が進んだ現在、はたして妻子の存在はヘゲモニックな男性性を支える要件になり得るだろうか。本書の知見によれば、子どもの不在は必ずしも男性性の従属化にはつながらない。男性にも「妊活」が奨励され、男性不妊の啓蒙・啓発が活発化しているとはいえ、その影響は私的領域に限ってのことであり、職業生活を送る公的領域では、一般に男性が子どもの有無によって帰属集団を分類されるということはないからだ。だとすれば今日、日本の男性にとって子どもの不在は「スティグマ」とまではいえない可能性が高い。

田中は、江原（2001）が提示した「『異性愛』という『ジェンダー秩序』」を論拠として「生殖能力は〈男らしさ〉が定義される最深部を支えている」（田中 2004：215）と主張する。ここで、江原のいう「異性愛」とは、第6章で述べた「性別分業」と共に江原のジェンダー秩序論を構成する機制である。それは「『性的欲望の主体』を『男』という性別カテゴリーに、『性的欲望の対象』を『女』という性別カテゴリーに、強固に結びつけるパターンとして」把握され、「ある関係が性的関係と社会的に見なされるためには、『男』の『性的欲望』が条件となる」という構造特性をもつ（江原 2001：142-3）。田中はこの議論に依拠し、「既存のジェンダー秩序における男性の女性に対する支配は、男性が異性愛者であることが条件になっている」（田中 2004：214）とした上で、以下のように論を展開する。

「産ませる性」としての役割を果たせない男性は、女性に「産む性」という役割を担わせる根拠を失っていて、既存のジェンダー秩序内での自分のポジションを確保することができない。男性が「性的欲望の主体」となって、女性を「性的欲望の対象」とするためには、生殖能力が不可欠の要素になる。こうして、男性不妊という状態にある男性は、自分の存在自体を無意味なものに感じてしまうことになる。（田中 2004：215）

この田中の議論は、もちろん間違いではない。男性不妊に有効な術式がなかった時代、たしかに不妊男性がそのジェンダー秩序内で自らのポジションを確保することは、至難の業であっただろう。だが生殖技術が発達した現在、不妊男性の多くは「産ませる性」としての役割を果たせるようになった。本書の男性対象者たちが例証したように、男性不妊と宣告された瞬間は多大なショックを受けるものの有効な手術があると聞き、彼らは気持ちを切り替え治療へと進んでいた。つまり男性不妊が医療化した社会においては、男性不妊だからといって、必ずしも男性がジェンダー・アイデンティティを揺るがすとは限らない。たとえ揺るがす男性がいたとしても、それは医療によって補完することができるのだ。Barnes（2014）の対象者である米国人男性たちも、自身の不妊をスティグマとしてではなく、医療の問題と解釈することで自らの男性性を維持していたが、それは今日の日本にも当てはまる*3。

さらに田中は、「男性が『性的欲望の主体』となって、女性を『性的欲望の対象』とするためには、生殖能力が不可欠の要素になる」（田中 2004：215）というが、生殖技術の発達によって性（セクシュアリティ）と生殖が分化した現在、それについても疑問の余地がある。というのも、本書の男性対象者は皆、夫婦の不妊はさておき、自身の不妊については「病気」と断定していたし、正常な夫婦の営みをほのめかしてもいた。おそらく彼らのジェンダー・アイデンティティは、性的機能の正常さによって担保されているのではないか。つまり「生殖のないセクシュアリティ」と「セクシュアリティのない生殖」が実現した今日では、たとえ男性に生殖能力が欠けていても、「『異性愛』という『ジェンダー秩序』」（江原 2001）に沿うことは可能なのである。よって本書の知見からは、以下の田中の主張にも違和を感じる。

> 男性にとって生殖能力を失うことは、表面的な部分では、「既婚・子持ち」という〈男らしさ〉の証明が不可能になるという理由で、ジェンダー・アイデンティティを揺るがす。そして、より基底的な部分では、異性愛者としての自己像を支える根拠を喪失させることを意味している。（田中 2004：215）

ここでの違和感の源泉は二つある。第一は「表面的な部分」について、前述したように、今日の日本社会において「既婚・子持ち」は〈男らしさ〉の要件なのだろうか、という点である。もちろん両者を兼ね備えていることは「ヘゲモニックな男性性」を構築する上で、より望ましいことではあるだろう。しかし、男性の人生にとって子どもの不在がスティグマとまではいえない以上、「子持ち」は必ずしも〈男らしさ〉の要件にはならないのではないか。

第二に「基底的な部分」について、田中は「生殖能力の喪失は異性愛者としての自己像を支える根拠の喪失だ」と主張するが、この点も、医療による生殖能力の補完が可能となった現在、生殖能力の有無がそこまで異性愛者としての自己像を規定するか否かは疑問である。既婚者であれば『異性愛』という『ジェンダー秩序』」（江原 2001）に沿っているとみなされるのが、従前からの日本社会である。であるならば、生殖能力の有無が異性愛者としての自己を支える唯一の根拠であるとは思われない。実際、MD-TESEの結果、精子の不在が確定したAhさんとBさんが、生殖能力を喪失しても異性愛者として未来を見据えていたことは、第4章でみたとおりである。

ここまで、男性自身による男性不妊の意味づけを考察してきたが、以上からいえることは、男性不妊の当事者である男性にとって、男性不妊とは第一に「病気」として意味づけられるということ。したがって第二に、彼らにとって男性不妊は、必ずしもスティグマにはならないということも示唆された。ただしそれは、本書の限界ともかかわるが、本書の対象者に限るという条件付きでの知見である。逆にいえば、彼らは男性不妊を「病気」と捉え、スティグマ視していないからこそ、本調査に協力し、自身の経験を語れたのだともいえるのである。

最後に、以上の議論をまとめ、本書の結論としたい。第一に、今日の日本社会において「男性不妊は妻の問題として位置づけられる」ということ。言い換えれば、男性不妊とは、男性個人にとっての身体の問題としてではなく、結婚して子どもをもとうとした時に初めて「夫婦の問題」、とりわけ「妻の問題」として浮上し、症状によっては、男性不妊「症」として「治療」（つまり社会統制）（田間

〔1995〕2001：213-4）すべき対象となり得る事象として位置づけられる。したがって第二に、男性にとって男性不妊は「私的領域の問題」として位置づけられるため、それは必ずしもスティグマとはみなされない。当該社会において男性不妊が可視化した現在、それは社会的には「病気」として位置づけられ、医療の対象となったのである。ただしその一方、男性のジェンダー・アイデンティティにとって、より重要なのは、やはり性的能力なのではないか、ということも示唆された。すなわち従来、男性たちは生殖能力と性的能力との混同を恐れてきたけれども、男性不妊が医療化した今日、両者は分離され、男性にも生殖に積極的にかかわることが求められる時代になったのである。

2　生殖をめぐるジェンダー平等に向けて

1．本書の意義

ここまで、本書の主な知見と結論を述べた。では、本書にはいかなる意義があるのか。

その第一は、これまで不可視化されてきたわが国における不妊男性の経験を、当事者である男性とのインタビューを通して明らかにした点である。序章および第2章で述べたように、これまで日本では不妊男性を対象とした研究、とりわけ男性自身に語りを聴いた調査研究はほとんどなく、そのため男性不妊をめぐる議論は、ともすると当事者の実体を等閑視して進められるきらいがあった。本書は、わずか八名という少数かつ限定的な対象者ではあったが、それでも、子どもが産まれた人から精子の不在が確定した人までと、さまざまな事例に接近することができ、不妊男性の「生きられた身体の経験」を初めて社会へと媒介させた点には、大きな意義があると考えられる。加えて本書には、不妊男性を対象化するなか、研究者自身の内に潜むジェンダー・バイアスに警鐘を鳴らすという意義もあった。『『不妊は女性の問題』という論理がいかにおかしいか』（江原 2002：56）を力説することは重要だとしても、女性の声のみを取り上げていたのでは、ジェンダー平等達成への道は険しい。

第二は、本書が「男性不妊をめぐる当事者」として、男性のみならずそのパートナーとしての女性をも含めた点である。これにより、妻の眼を通してではあるが、より多様な不妊男性の経験を把握することが可能になった。また、夫の男性不妊が、妻の人生にいかなる影響を及ぼすのかが明らかになり、この結果は、同じような立場の女性たちに有用な示唆をもたらし得ると思われる。本書においては、女性対象者も一一名と決して多数とはいえないが、それでも思いがけず、彼女たちはいずれも、個性的でかけがえのないナラティヴを語ってくれた。女性たちの経験もまた、出産した人、妊娠中の人、不妊治療中の人、流産を経て治療保留中の人、検査段階で終了した人、さらには離婚を前提に別居中の人など、さまざまな立場の人によって語られたため、今まさに夫の不妊に苦悩している女性にとっては、何らかの手がかりを見出せる可能性が高いのではないだろうか。

第三に、従来の議論の定説、すなわち「男性不妊は生殖能力と性的能力が結合されるため、男性にとって強力なスティグマとなり、ゆえに不妊男性は語らない」という支配的な言説に代わって、新たな不妊男性像を提示したことは、本書の理論的な示唆の一つである。本書の結果からは「妻のため」に不妊治療を受け、その経験を通して男性不妊の可視化を望む男性たちの姿が示されたが、それは同時に、彼らが男性不妊を「病気」と捉え、スティグマ視していないことを表してもいた。つまり彼らがオルタナティヴな存在であり得るのは、序章でみたような、近年の日本社会における男性不妊の医療化によるところが大きいのである。

したがって、本書が従来の議論に新たな含意を加えられたとしたら、それは近年の男性不妊をめぐる社会的状況の変化に着目した結果、換言すれば、人々と社会環境との相互作用過程に焦点をあてたためである。近年日本では少子化が社会問題化しており、それを背景として男性不妊の医療化が加速されたことは、序章でみたとおりであるが、そうした社会環境の変化が当該社会の「男性性の階層性(masculinities)」に及ぼす影響を鑑みると、男性性の歴史的変容における「政治性」(小玉 2004)を、改めて思い知らされるのである。

2. 本書の限界と今後の展望

最後に、本書の限界と今後の展望について述べておきたい。本書は、改めていうまでもなく、質的な研究として限界を抱えている。これまでとは異なる男性不妊の当事者像を示せたとはいえ、それはほんの八名の事例に過ぎない。しかも彼らは、全国に四七名しかいない(調査時)泌尿器科専門医のうちの、たった一人の医師によって選出された八名である。その選出基準は、当該医師によれば「協力してくれそうな患者さん」ということなのだが、実はその医師の依頼に対しても、協力を拒否した男性が四名いたこと、性的能力に欠ける男性が含められなかったことについては、注意を要する。なぜなら別の見方をすれば、本書が提示した新たな不妊男性像、すなわち男性不妊をスティグマ視せず「病気」とみなし、「妻のため」に不妊治療を受けるといった男性たちの方が、不妊男性全体から見れば少数派である可能性が否めないからである。

加えて、本書の調査対象者間には、高収入・高学歴の人が多いという偏りもあった。第3章第1節でみたように、対象夫婦一五組の世帯年収の平均値は約一千万円で、全国平均の世帯所得五五一・六万円（厚生労働省 2019）を大幅に上回る。最終学歴についても、三〇名のうち（全配偶者を含む）大卒以上が七割を占めており、高学歴の人が多数派であった。

第1章で述べたように、生殖補助医療は健康保険の適用外かつ高額であるため、そもそも誰もが受けられる医療ではない。中でも無精子症の場合は、夫婦共に高度な手術を受けなければ子どもをもつことが難しいため、費用も相当高額になる。逆にいえば、その費用を支払える人だけが、患者になれるのである。つまり泌尿器科医に患者の紹介を依頼した時点で、こうした偏りの発生は不可避的なこととなり、その点でも、本書の結論には限定を付さざるを得ない。たとえば、本書の男性対象者八名は「性的能力」をからかわれた経験がないと語ったが、男性間のそうした行為およびその意味づけは、職業や世代、社会階層など個人を取り巻く環境によって異なることが予想される。コンネルの男性性理論に依拠する田中が、「ある社会で何が〈ヘゲモニックな男性性〉なのかをあらかじめ同定することはできない」（田中 2009：59）と指摘したように、同じ日本社会においても、本書の対象者とは別の集団に属する男性にとっては、男性不妊に対しても子どもの有無に対しても、また別の価値・意味づけがなされる可能性は否定できないのである。

とはいえ、であるならばなおのこと、本書の男性八名の語りはますます稀少性をおび、「エイジェンシー（agency）」[*4]としての効果も期待できるのではないか。というのも、第4章第3節でみたように、自らの不妊経験を通して八名が最も問題視していたのは「男性不妊の社会的認知の低さ」であり、同時にそれは、本調査に協力する動機にもなっていたからである。彼らは口々に、男性不妊について「学校で教えられるんだったら教えたらいい」（Bさん）、「もっとメディアで取り上げるべき」（Cさん）、「もっと知られた方がいい……情報がないと動けない」（Fさん）、「もっとメジャーにならないと」（Hh

さん）などと語り、男性不妊が社会的に認知されることを願っていた。つまり彼らの語りは、「不妊は女性の問題である」という規範的な言説を「誤用」する戦略的な実践としても捉えられ、その既存構造を「不妊は男性の問題でもある」「不妊は男女両性の問題である」と変動し得る「攪乱的実践」の契機としても位置づけられるのである。規範的、起源的な言説の誤用反復を通して、その言説が指し示すものをずらすという実践をバトラーは「攪乱」と呼び、そうした反復実践の作用として、新たな意味が書き込まれる可能性を指摘した（Butler 1990=2018）が、本書の男性八名の言説には、たしかにその「攪乱」の萌芽があった[*5]。

竹田は、近年声を上げ始めた「妊活男性」に注目し、「不妊治療によって、日本の男性たちはやっと、『男らしさ』を示す部分に今まで欠け落ちていた〈生殖〉を付加できるようになってきた」と述べ、現代が「男性が生殖から暗に排除されていた時代の終わりに位置している」可能性を示唆した（竹田 2018：517–8）。

たしかに、今後ますます男性不妊の医療化が進み、不妊治療を受ける男性が増えれば、不妊に対する男性自身の意識が変化する可能性は、決して低くない。ただし男性たちの意識が変わったとしても、不妊をめぐる社会通念やジェンダー秩序が変動するためには、不妊男性を取り巻く人々の意識も変わらなければならない。本書の知見によれば、彼の最も親密なパートナー、別言すれば、もう片方の当事者でもある妻ですら、男性不妊をスティグマとみなし、夫の不妊を隠そうとしていたが、まずはそうした妻の認識から変える必要がある。

また第4章でみたように、MD-TESE前にインタビューに応じたEさんは、「孤独感」をあらわにし「語れる場」を求めていたが、こうした当事者の声を聴けば、変わるべきは社会の側なのではないかと思わざるを得ない。坂本がいうように、「語るという行為は、聴くという行為がなければ成立しない。自己についての語りは、他者による認知がなければ成立しない」（坂本 2005：229）のだから、社会の側ももっと彼らの声に耳を傾ける必要があるのではないか。つまり、男性不妊をスティグマとみなして当事者の「面目を失わせることのないように配慮する」（Goffman 1967=2012：14）だけではなく、彼らが不安や悩みを吐き出せるような「場の設定」も必要なのではないかということである。不妊男性が苦痛を語れる場の不在は、いち早くWebb & Danilk（1999）によって指摘されていたが、その状況は現代の日本社会においても変わらない。男性不妊の医療化が進んだデンマークの調査によると、治療の場では男性も女性と同等のケアを受けることを望む傾向が報告されている（Mikkelson et al. 2013）が、今後は日本でもこのような傾向が示されるのではないか。

本書でみてきたように、「不妊は女性の問題」というジェンダー・バイアスは、いまなお強固ではあるけれども、一方で、そうした非対称で不平等なジェンダー編成には、変化の兆しも窺える。おそらく、この国の「性と生殖の舞台《リプロダクティブ・アリーナ》」（Connell 2002=2008）では今、「妊娠を『女性の身体』にのみ帰属させてきた男性社会の枠組み」（江原 2002：61）が揺らいでいるのではないだろうか。だとすれば、その変化の鍵を握るのは、ほかならぬ男性自身なのかもしれない。

注

＊1　序章でも紹介した精液検査キット「メンズルーペ」を販売しているTENGA社によると、「マスターベーションのサポート補助具は三〇～四〇代が中心だが、メンズルーペの購入層は三分の一が二〇代。反響は予想以上」という（『週刊東洋経済』二〇一六年七月九日号、六八頁）。リクルートライフスタイル社の「シーム」については、人

気ユーチューバー「東海オンエア」のメンバー四人（二〇代男性）が、同製品を使用して結果を動画に公開（二〇一九年一二月一二日）すると突如注目が集まり（再生回数五二一万回超・コメント数約九〇〇〇件、二〇二〇年一二月一五日現在）、販売会社によると公開後は一日の平均売上げが通常の二〇倍に達したという（https://www.youtube.com/watch?v=sbagnfgN_vo　二〇二〇年一二月一五日取得）。

＊2　ただし、こうした意図で尋ねる人はいるだろうが、単なる会話の話題やきっかけとして聞いている可能性もある。

＊3　S・ソンタグは、スティグマとしての病気は医療化によりその差別意識が増長されることもあるが、他方で医療化を通して病気のスティグマが軽減される側面もあることを指摘している（Sontag 1978, 1989=2006）。

＊4　上野千鶴子によれば、「エイジェンシー」の概念は「八〇年代のフェミニズム批評の中から」「主体に代わって、主体の超越論的な性格と被決定論的な性格とを調停するために生み出されたもの」であり、「構造による決定と非決定とが言説実践の過程でせめぎあう、生きられた場のこと」である（上野 2001：298–9）。また、坂本によれば、「それは、主体をおかない行為の帰属先であり、社会的に構築されながらも、なお社会から異質なものを生みだす可能性体と考えることができる」（坂本 2005：315）。

＊5　バトラーは、「ジェンダーは……安定したアイデンティティや行為体《エイジェンシー》の場所として解釈すべきではない。むしろひそかに時をつうじて構築され、様式的な反復行為によって外的空間に設定されたアイデンティティなのである」と述べ、その反復行為の間に「ときおり起こる不整合」に「ジェンダー変容の可能性が見いだされる」と主張した（Butler 1990=2018：247–8）。

あとがき

「禍福は糾える縄の如し」ということわざがある。本書の執筆を終えた今、私はこの言葉を、心の底からかみしめている。おもえば、私が就職・結婚を経て二度目の大学生になったのは、今から一七年も前のことであった。当時、子どもをもてぬまま不妊治療をやめた私は、その状況を受容しきれず、毎日を悶々と過ごしていたが、やがて他の人の経験談を聴きたいと思うようになった。そうすれば自分が救われると考えたのだ。つまり私は、私自身の不妊を乗り越えるため大学に編入学したわけだが、そこには思いがけない効果もあった。というのも、不妊治療を経験した女性たちへの調査研究を通じて得たものは、不妊を乗り越えるための示唆や気づきだけではなかったからである。それ以上に私は、問いを設定して語りから学ぶといった、質的研究そのものに魅了されてしまったのだ。

したがって当初は、こんなにも長い間研究を続けることになろうとは、想像もしていなかった。まして や、博士論文を提出してそれを書籍化することなど、夢にも思っていなかった。私にとって不幸以外の何ものでもなかった不妊が、考察すべき研究対象として、私の人生にかかわり続けているという事実、これはまさに「禍福は糾える縄の如し」ではないだろうか。

本書は二〇二〇年三月にお茶の水女子大学大学院人間文化創成科学研究科から博士号を授与された『現代日本における男性不妊の位置づけ――当事者夫婦の語りから』を加筆、修正したものである。

本書を完成させるまでには、多くの方々に支えられ僥倖にも恵まれた。

まずは何より、本書のために貴重な時間を割き、プライバシーにかかわる事柄を語ってくださった一九名の当事者の方々に、心よりお礼を申し上げる。とりわけ「男性不妊の認知度を高めたい」と、自身の経験を快く語ってくださった男性八名の勇気と気概には、心からの感謝と敬意を表したい。

また、調査対象者を募る際にご協力いただいた泌尿器科医、産婦人科医、当事者団体の皆さまにも感謝を申し上げる。なかでも、八名の男性対象者をご紹介くださった泌尿器科医の先生に――患者さんのプライバシー保護の観点から、お名前を記すことは叶わないが――心より感謝の意を表したい。本書でも述べたように、先生は、全国四七名（調査時）の泌尿器科専門医のなかで、本調査のために患者さんを紹介してくださった唯一の医師であるが、先生から頂戴したご厚情はそれのみにとどまらない。時おりかけてくださった激励のお言葉は、研究が思うように進まない私の心を支え、背中を押し続けてくれた。まさに先生のご尽力なくして、本研究は成し遂げられなかった。本当にありがとうございました。

さらに、インタビューに応じてくださった五名の泌尿器科医の先生方には、本書で取り上げた語り以外にも、男性不妊治療に関するさまざまな知見をご教示いただいたほか、あたたかい励ましのお言葉まで頂戴した。先生方に、改めて感謝申し上げたい。

お茶の水女子大学大学院修士課程に入学して以来、指導教授としてご指導を賜った坂本佳鶴恵先生には、修士論文はもとより、博士論文の執筆から本書の完成に至るまで大変お世話になった。坂本先生の鋭くかつ的確なコメントがなければ、本書をこのような形で完成させることはできなかった。この場を借りて、心よりお礼申し上げたい。

博士論文の審査過程では、主査をつとめてくださった坂本先生をはじめとして、お茶の水女子大学大学院人間文化創成科学研究科の平岡公一先生、小玉亮子先生、棚橋訓先生、西村純子先生に貴重なご助言をいただいた。先生方のご指摘にすべて応えることはできなかったが、今後の研究の糧として大切に育み、議論を展開していければと思っている。

また、お茶の水女子大学名誉教授の藤崎宏子先生にも、感謝の気持ちをお伝えしたい。藤崎先生には、修士・博士課程を通して六年間ご指導いただいたが、他ゼミに所属する私にも、折にふれ研究発表の機会を提供してくださり、何かとご配慮をいただいた。藤崎先生から頂戴した数々のご示唆は、たしかに本書に活かされている。ありがとうございます。

そしてお茶の水女子大学大学院では、研究室の壁をこえて、たくさんの方と有意義な時間を過ごさせていただいた。特に坂本ゼミないし藤崎ゼミの皆さまには、何度も発表の機会をいただき、数多くのご指摘やご助言を賜った。ここに、深く感謝の意を表したい。

さらには、私が社会学徒となる以前、心理学を学んでいた時代に、お世話になった先生方にもお礼を申し上げたい。奈良女子大学教授の森岡正芳先生（当時）は、無謀にも中年期になって飛び込んできた編入生を、いつも穏やかに見守ってくださった。臨床家でもある森岡先生から、ナラティヴや傾聴の力についてご教示いただけたことは、今から思えば、まさしく僥倖であった。今に至る私の「語り」へのこだわりは、森岡先生のご指導の賜物である。

そうして私が、次に指導を仰いだのは、京都大学大学院教授のやまだようこ先生（当時）であった。森岡先生のもと「語り」に魅せられた私は、ナラティヴ心理学の第一人者であるやまだ先生の門をたたいたのである。ここで過ごした修士・博士課程の五年間は、やまだ先生から質的研究の心得を習得できる貴重な時間であったが、それと同時に、私よりもずっと若い諸先輩から多くの刺激を受け、議論をかわすことができた贅沢な時間でもあった。

本研究は二〇一五年度科学技術社会論・柿内賢信記念賞奨励賞、および平成三〇年度・令和元年度科学研究費補助金（特別研究員奨励費）JSPS科研費JP18J10226による研究成果である。柿内記念賞選考委員会の先生方には、今ほど男性不妊が注目されていなかった当時、いち早く本研究の意義をお認めいただき、大変な励みと自信を与えていただいた。もしもこの賞に採択されていなければ、私の男性不妊研究は挫折していたかもしれない。その意味でこの受賞は、本研究の試金石ともいえる、誠にありがたい僥倖であった。

本書の以下の章は、既発表の論文に基づいている。初出論文は次のとおりである。

第4章「『男性不妊』という経験——泌尿器科を受診した夫たちの語りから」
『ジェンダー研究』二〇：七三—八六、二〇一七年

第5章「身体経験としての『男性不妊』——無精子症事例に焦点をあてて」
『科学技術社会論研究』一五：一〇九—一二一、二〇一八年

両論文については、各編集委員会を通じて掲載原稿からの転載許可を得ている。ご快諾くださった『ジェンダー研究』編集委員会、ならびに『科学技術社会論研究』編集委員会の先生方に、記して感謝申し上げる。

本書の出版にあたっては、晃洋書房の阪口幸祐さんとの、これまた素晴らしい僥倖に恵まれた。日本家族社会学会で私の報告をご清聴くださった阪口さんが、男性不妊研究の意義を伝える、あついメ

ールをくださったのは二〇一八年九月のことである。当時はまだ、博士論文を書き始めてもいなかったが、阪口さんの力強いエールが私を奮起させたことは間違いない。阪口さんに声をかけてもらわなければ、本書の出版はあり得なかったと思う。改めて感謝したい。ちなみに『日本の男性不妊』というタイトルは、阪口さんのご発案である。

なお、本書は二〇二〇年度竹村和子フェミニズム基金の助成を受けて刊行された。竹村先生への私の憧憬は、そのご著書や翻訳書を通じて育まれたものだが、できることならば、お茶の水女子大学で竹村先生のご指導を直々に賜りたかった。今はただ、本書が竹村先生のお名前に恥じぬよう、ジェンダー平等の達成に少しでも貢献できればと願うばかりである。

最後に、いついかなる時も私を支え応援してくれる夫に、心からの感謝を捧げたい。そもそも彼との出会いがなければ、本書は生まれなかった。ほんとうにありがとう。

竹家一美

二〇二〇年一二月

人名索引

事項索引

アルファベット

あ

か

さ

た

な

は

ま

や

ら

文　献

浅井美智子，1996，「生殖技術と家族」江原由美子編『生殖技術とジェンダー』勁草書房，255-84.

Baluch B., M. Nasseri and M. M. Aghssa, 1998, "Psychological and Social Aspects of Male Infertility in a Male Dominated Society," *Journal of Social and Evolutionary Systems,* 21(1): 113-20.

Barnes, L. W., 2014, *Conceiving Masculinity: Male Infertility, Medicine, and Identity,* Philadelphia: Temple University Press.

Becker, G., 2000, *The Elusive Embryo: How Women and Men Approach New Reproductive Technologies,* Berkeley, CA: University of California Press.

Berger, P. L. and T. Luckmann, 1966, *The Social Construction of Reality: A Treatise in the Sociology of Knowledge,* New York: Doubleday.（＝2003，山口節郎訳『現実の社会的構成――知識社会学論考　新版』新曜社.）

Blumer, H., 1996, *Symbolic Interactionism: Perspective and Method,* Englewood Cliffs, NJ: Prentice-Hall.（＝1991，後藤将之訳『シンボリック相互作用論――パースペクティヴと方法』勁草書房.）

Bruner, J., 1986, *Actual Minds, Possible Worlds,* Cambridge, MA and London: Harvard University Press.（＝1998，田中一彦訳『可能世界の心理』みすず書房.）

Butler, J., 1990, *Gender Trouble: Feminism and the Subversion of Identity,* New York: Routledge.（＝2018，竹村和子訳『ジェンダー・トラブル――フェミニズムとアイデンティティの攪乱　新装版』青土社.）

————, 1993, *Bodies that Matter: On the Discursive Limits of "Sex",* New York: Routledge.

Carmell, Y. S. and D. Birenbaum-Carmell, 1994, "The Predicament of Masculinity: Towards Understanding the Male's Experience of Infertility Treatments," *Sex Roles,* 30: 663-77.

Connell, R. W., 1987, *Gender and Power: Society, the Person and Sexual Politics,* Stanford, California: Stanford University Press.（＝1993，森重雄・菊地栄治・加藤隆雄・越智康詞訳『ジェンダーと権力――セクシュアリティの社会学』三交社.）

————, 1995, *Masculinities,* Berkeley: University of California Press.

————, 1998, "Masculinities and Globalization", *Men and Masculinities,* 1(1): 3-23.

————, 2002, *Gender,* Cambridge: Polity.（＝2008，多賀太監訳『ジェンダー学の最前線』世界思想社.）

Connell, R. W. and J. W. Wood, 2005, "Globalization and Business Masculinities," *Men and Masculinities,* 7(4): 347-64.

Conrad, P. and J. W. Schneider, 1992, *Deviance and Medicalization: From Badness to Sickness,* Expanded ed., Philadelphia: Temple University Press. (=2003, 進藤雄三監訳　杉田聡・近藤正英訳『逸脱と医療化――悪から病いへ』ミネルヴァ書房.)

Culley, L., N. Hudson and M. Lohan, 2013, "Where are All the Men? The Marginalization of Men in Social Scientific Research on Infertility," *Reproductive Biomedicine Online,* 27: 225-35.

ダイアモンド☆ユカイ，2011，『タネナシ。』講談社.

Dasgupta, R., 2012, *Re-reading the Salaryman in Japan: "Crafting" Masculinities,* New York: Routledge.

Douglas, M., 1970, *Natural Symbols: Explorations in Cosmology,* Baie and Rockliff. (=1983, 江河徹・塚本利明・木下卓訳『象徴としての身体――コスモロジーの探究』紀伊國屋書店.)

Dyer, S. J., N. Abrahams, N. E. Mokoena and Z. M. van der Spuy, 2004, "'You Are a Man Because You Have Children': Experiences, Reproductive Health Knowledge and Treatment Seeking Behaviour among Men Suffering from Couple Infertility in South Africa," *Human Reproduction,* 19(4): 960-7.

Dyer, S., G. M. Chambers, J. de Mouzon, K. G. Nygren, F. Zegers-Hochschild, R. Mansour, O. Ishihara, M. Banker and G. D. Adamson, 2016, "International Committee for Monitoring Assisted Reproductive Technologies world report: Assisted Reproductive Technology 2008, 2009 and 2010," *Human Reproduction,* 31(7): 1588-609.

江原由美子，2000，「不妊治療をとりまく社会」東京女性財団『女性の視点からみた先端生殖技術』，203-22.

――――，2001，『ジェンダー秩序』勁草書房.

――――，2002，『自己決定権とジェンダー』岩波書店.

Foucault, M., 1963, *Naissance de la Clinique: Une Archéologie du Regard Médical,* PUF. (=1969, 神谷美恵子訳『臨床医学の誕生』みすず書房.)

――――, 1975, *Surveiller et Punir: Naissance de la Prison,* Gallimard. (=1977, 田村俶訳『監獄の誕生――監視と処罰』新潮社.)

――――, 1976, *L'Histoire de la sexualité, I, La Volenté de savoir,* Gallimard. (=1986, 渡辺守章訳『性の歴史Ｉ　知への意志』新潮社.)

Frank, A. W., 1995, *The Wounded Storyteller,* The University of Chicago Press. (=2002, 鈴木智之訳『傷ついた物語の語り手――身体・病い・倫理』ゆみる出版.)

Gannon, K., L. Glover and P. Abel, 2004, "Masculinity, infertility, stigma and

media reports," *Social Science & Medicine,* 59: 1169-75.

Garfinkel, H., 1967, *Studies in Ethnomethodology,* Englewood Cliffs, NJ: Prentice-Hall.

Goffman, E., 1959, *The Presentation of Self in Everyday Life,* New York: Doubleday.（=1986, 石黒毅訳『行為と演技——日常生活における自己呈示』誠信書房.）

———, 1963 *Stigma: Notes on the Management of Spoiled Identity,* Englewood Cliffs NJ: Prentice-Hall.（=2016, 石黒毅訳『スティグマの社会学——烙印を押されたアイデンティティ　改訂版』せりか書房.）

———, 1967, *Interaction Ritual Essays on Face-to-Face Behavior,* New York: Pantheon Books.（=2002, 浅野敏夫訳『儀礼としての相互行為——対面行動の社会学　新訳版』法政大学出版局.）

後藤吉彦, 2007,『身体の社会学のブレークスルー——差異の政治から普遍性の政治へ』生活書院.

Greil, A. L., 1991a, "A Secret Stigma: The Analogy between Infertility and Chronic Illness and Disability," *Advances in Medical Sociology,* 2: 17-38.

———, 1991b, *Not Yet Pregnant: Infertile Couples in Contemporary America.* New Brunswick, NJ: Rutgers University Press.

Hidaka, T., 2010, *Salaryman Masculinity: The Continuity and Change in Hegemonic Masculinity in Japan,* Leiden: Brill Academic Publications.

ヒキタクニオ, 2012,『ヒキタさん！ ご懐妊ですよ——男45歳　不妊治療はじめました』光文社.

Holsterin J. A. and J. F. Gubrium, 1995, *The Active Interview,* The United States, London, New Delhi: Sage Publications, Inc.（=2004, 山田富秋・金子一・倉石一郎・矢原隆行訳『アクティブ・インタビュー——相互行為としての社会調査』せりか書房.）

井部俊子・箕輪良行監修, 看護・医学事典編集委員会編集, 2015,『看護・医学事典第7版増補版』医学書院.

池田麻里奈・池田紀行, 2020,『産めないけれど育てたい。不妊からの特別養子縁組へ』KADOKAWA.

Illich, I., 1976, *Medical Nemesis: The Expropriation of Health,* Calder & Boyars.（=1979, 金子嗣郎訳『脱病院化社会——医療の限界』晶文社.）

Inhorn, M. C., 1994, *Quest for Conception: Gender, Infertility, and Egyptian Medical Systems,* Philadelphia: University of Pennsylvania Press.

———, 1996, *Infertility and Patriarchy: The Cultural Politics of Gender and Family Life in Egypt,* Philadelphia: University of Pennsylvania Press.

———, 2002, "Sexuality, Masculinity, and Infertility in Egypt: Potent Troubles in the Marital and Medical Encounters, *The Journal of Men's Studies,* 10:

343–59.
———, 2003, "'The Worms Are Weak': Male Infertility and Patriarchal Paradoxes in Egypt," *Men and Masculinities,* 5: 236–56.
———, 2004, "Middle Eastern Masculinities in the Age of New Reproductive Technologies: Male Infertility and Stigma in Egypt and Lebanon," *Medical Anthropology Quarterly,* 18(2): 162–82.
———, 2006a, "Defining Women's Health: A Dozen Messages from More Than 150 Ethnographies," *Medical Anthropology Quarterly,* 20(3): 345–78.
———, 2006b, "'He Won't Be My Son': Middle Eastern Men's Discourses of Adoption and Gamete Donation," *Medical Anthropology Quarterly,* 20(1): 94–120.
———, 2009, "Male Genital Cutting: Masculinity, Reproduction, and Male Infertility Surgeries in Egypt and Lebanon," M. C. Inhorn, T. Tjørnhøj-Thomsen, H. Goldberg and M. la Cour Mosegaard eds., *Reconceiving the Second Sex: Men, Masculinity, and Reproduction,* New York: Berghahn Books, 253–78.
———, 2012, *The New Arab Man: Emergent Masculinities, Technologies and Islam in the Middle East.* Princeton, NJ: Princeton University Press.
Inhorn, M. C., T. Tjørnhøj-Thomsen, H. Goldberg and M. la Cour Mosegaard eds., 2009, *Reconceiving the Second Sex: Men, Masculinity, and Reproduction,* New York: Berghahn Books.
Inhorn, M. C. and S. Tremayne eds., 2012, *Islam and Assisted Reproductive Technologies,* New York: Berghahn Books.
石川智基, 2011,『男性不妊症』幻冬舎.
伊藤公雄, 1993,『〈男らしさ〉のゆくえ――男性文化の文化社会学』新曜社.
———, 1996,『男性学入門』作品社.
加藤秀一, 2001,「構築主義と身体の臨界」上野千鶴子編『構築主義とは何か』勁草書房, 159–188.
川口遼, 2014,「R. W. コンネルの男性性理論の批判的検討――ジェンダー構造の多元性に配慮した男性性のヘゲモニー闘争の分析へ」『一橋社会科学』6：65–78.
川喜田二郎, 1967,『発想法――創造性開発のために』中央公論社.
木下康仁, 1999,『グラウンデッド・セオリー・アプローチ――質的実証研究の再生』弘文堂.
Klein, R. D., ed., 1989, *Infertility: Women Speak Out about Their Experiences of Reproductive Medicine,* London: Pandora Press.（=1991, フィンレージの会訳『不妊――いま何が行われているのか』晶文社.）
Kleinman, A., 1988, *The Illness Narratives: Suffering, Healing and the Human Condition,* New York: Basic Books.（=1996, 江口重幸・五木田紳・上野豪志

訳『病いの語り――慢性の病いをめぐる臨床人類学』誠信書房.）
小林多寿子，2005，「ライフストーリー・インタビューをおこなう」桜井厚・小林多寿子編『ライフストーリー・インタビュー――質的研究入門』せりか書房，71-117.
小堀善友，2014，『妊活カップルのためのオトコ学』メディカルトリビューン.
――――，2015，『泌尿器科医が教える――オトコの「性」活習慣病』中央公論新社.
小玉亮子，2004，「今，なぜ，マスキュリニティ／男性性の歴史か」小玉亮子編『現代のエスプリ』446：25-35.
国立社会保障・人口問題研究所，2007，「第13回出生動向基本調査（結婚と出産に関する全国調査）第Ⅰ報告書　わが国夫婦の結婚過程と出生力」，国立社会保障・人口問題研究所ホームページ，（2018年7月7日取得，http://www.ipss.go.jp/syoushika/bunken/DATA/pdf/132499.pdf）.
――――，2017，「現代日本の結婚と出産――第15回出生動向基本調査（独身者ならびに夫婦調査）報告書」，国立社会保障・人口問題研究所ホームページ，（2018年7月7日取得，http://www.ipss.go.jp/ps-doukou/j/doukou15/NFS15_report4.pdf）.
厚生労働省，2019，「平成30年　国民生活基礎調査の概況」，厚生労働省ホームページ，（2019年12月27日取得，https://www.mhlw.go.jp/toukei/saikin/hw/k-tyosa/k-tyosa18/index.html）.
倉橋耕平，2014，「男性性への疑問」大越愛子・倉橋耕平編『ジェンダーとセクシュアリティ――現代社会に育つまなざし』昭和堂，29-46.
――――，2017，「男性不妊と男性性――〈老い〉という視点を読む」『インクルーシブ社会研究16　生殖と人口政策，ジェンダー』立命館大学人間科学研究所，101-11.
草柳千早，2000，「現代社会における『生きづらさ』と『アイデンティティ』――生き方の多様性と社会」『三田社会学』6：51-65.
Lloyd, M., 1994, *Aspects of the Social Organisation of 'Male Infertility'*, unpublished PhD, University of Canterbury.
――――, 1996, "Condemned to Be Meaningful: Non-response in Studies of Men and Infertility," *Sociology of Health & Illness,* 18(4): 433-54.
Lock, M. and N. Scheper-Hughes, 1996, "A Critical-Interpretive Approach in Medical Anthropology: Rituals and Routines of Discipline and Dissent", C. F. Sargent and T. M. Johnson eds., *Medical Anthropology: Contemporary Theory and Method,* Revised ed., Praeger.
Mason, Mary-Claire, 1993, *Male Infertility: Men Talking,* London: Routledge.
松尾瑞穂，2013，『ジェンダーとリプロダクションの人類学――インド農村社会の不妊を生きる女性たち』昭和堂.
Mauss, M., 1968, "Les Techniques du Corps," *Sociologie et Anthropologie,* 4th ed., Presses Universitaires de France.（＝1976，有地亨・山口俊夫訳「身体技

法」『社会学と人類学Ⅱ』弘文堂.）
Melucci, A., 1989, *Nomads of The Present: Social Movements and Individual Needs in Contemporary Society,* London: The Random House Century Group.（＝1997, 山之内靖・貴堂嘉之・宮崎かすみ訳『現在に生きる遊牧民《ノマド》――新しい公共空間の創出に向けて』岩波書店.）
Merck Serono, 2010, *Fertility: The Real Story.*（2017年10月29日取得, http://www.fertility.Com/merck_serono_fertility/jp/images/Fertility_The_Real_Story_en_tcm328_6346.pdf).
Merleau-Ponty, M., 1945, *La Phenomenologie de la Perception,* Gallimard.（＝1982, 中島盛夫訳『知覚の現象学』法政大学出版局.）
Miall, C. E., 1986, "The Stigma of Involuntary Childlessness," *Social Problems,* 33(4): 268-82.
――――, 1989, "Authenticity and the Information Preserve: The Case of Adoptive Parenthood," *Qualitative Sociology,* 12: 279-302.
Mikkelsen, A. T., S. A. Madsen and P. Humaidan, 2013, "Psychological Aspects of Male Fertility Treatment." *Journal of Advanced Nursing,* 69(9): 1977-86.
南貴子, 2010,『人工授精におけるドナーの匿名性廃止と家族――オーストラリア・ビクトリア州の事例を中心に』風間書房.
村橋ゴロー, 2016,『俺たち妊活部――「パパになりたい！」男たち101人の本音』主婦の友社.
Murphy, R. F., 1987, *The Body Silent: The Different World of the Disabled,* Henry Holt and Company.（＝2006, 辻信一訳『ボディ・サイレント』平凡社.）
成田龍一, 1990,「衛生環境の変化のなかの女性と女性観」女性史総合研究会編『日本女性生活史 4　近代』東京大学出版会, 89-124.
――――, 1993,「衛生意識の定着と『美のくさり』――1920年代, 女性の身体をめぐる一局面」『日本史研究』2：64-89.
NHK 取材班編, 2013,『産みたいのに産めない――卵子老化の衝撃』文藝春秋.
日本産科婦人科学会, 2018,「不妊症」, 日本産科婦人科学会ホームページ,（2020年10月 1 日取得, http://www.jsog.or.jp/modules/diseases/index.php?content_id=15).
西村理恵, 2004,「不妊女性を支える男性たち」『不妊と男性』青弓社, 101-50.
新津浩子・篠原朝江・森井泉小百合・花里美保子, 2001,「不妊外来通院中の妻及びその夫の心理・社会的特徴」『母性看護』32：49-51.
野辺陽子, 2018,『養子縁組の社会学――〈日本人〉にとって〈血縁〉とはなにか』新曜社.
野口裕二, 2005,『ナラティヴの臨床社会学』勁草書房.
お茶の水女子大学生命倫理研究会編, 1991,『女性の新しい生命倫理の創造』お茶の水女子大学生命倫理研究会研究報告書.
――――, 1992,『不妊とゆれる女たち――生殖技術の現在と女性の生殖権』学陽書

房.
荻野美穂，1999，「男の性と生殖――男性身体の語り方」西川祐子・荻野美穂編『共同研究　男性論』人文書院，201-24.
――――，2002，『ジェンダー化される身体』勁草書房.
大日向雅美，1992，『母性は女の勲章ですか？』産経新聞社.
岡田弘，2013，『男を維持する「精子力」』ブックマン社.
O'Neill, J., 1985, *Five Bodies: The Human Shape of Modern Society,* Ithaca: Cornell University Press.（＝1992，須田朗訳『語りあう身体』紀伊國屋書店.）
Patton, M. Q., 1990, *Qualitative Evaluation and Research Methods,* 2nd ed., London, Thousand Oaks, New Delhi: Sage.
Peronance, L. A., J. Boivan and L. Schmidt, 2007, "Patterns of Suffering and Social Interactions in Infertile Men: 12 Months after Unsuccessful Treatment," *Journal of Psychosomatic Obstetrics & Gynecology,* 28(2): 105-14.
Ridgeway, C. L. and S. J. Correll, 2004, "Unpacking the Gender System: A theoretical Perspective on Gender Beliefs and Social Relations," *Gender and Society,* 18(4): 510-31.
Riessman, C., 2000, "Stigma and Everyday Resistance Practices: Childress Women in South India," *Gender and Society,* 14(1): 111-35.
――――, 2002, "Positioning Gender Identity in Narratives of Infertility: South India Women's Lives in Context," M. Inhorn and F. van Balen eds., *Infertility around the Globe: New Thinking on Childlessness, Gender, and Reproductive Technologies,* Berkley: University of California Press, 152-70.
Roberson, J. E., 2005, "Fight!! Ippatsu!!: 'Genki' Energy Drinks and the Marketing of Masculine Ideology in Japan," *Men and Masculinities,* 7(4): 365-84.
戈木クレイグヒル滋子，2006，『グラウンデッド・セオリー・アプローチ――理論を生みだすまで』新曜社.
齋藤英和・白河桃子，2012，『妊活バイブル――晩婚・少子化時代に生きる女のライフプランニング』講談社.
坂本佳鶴恵，2005，『アイデンティティの権力――差別を語る主体は成立するか』新曜社.
桜井厚，2005，「ライフストーリー・インタビューをはじめる」桜井厚・小林多寿子編『ライフストーリー・インタビュー――質的研究入門』せりか書房，11-52.
Salih, S., 2002, *Judith Butler,* New York: Routledge.（＝2005，竹村和子訳『ジュディス・バトラー』青土社.）
澤田佳世，2014，『戦後沖縄の生殖をめぐるポリティクス――米軍統治下の出生力転換と女たちの交渉』大月書店.
Scheper-Hughes, N. and M. Lock, 1987, "The Mindful Body: A Prolegomenon

to Future Work in Medical Anthropology," *Medical Anthropology Quarterly,* 1(1): 6-41.
Schutz, A., 1962, *Collected Papers 1: The Problem of Social Reality,* M. Natanson ed., Kluwer Academic Publishers.（＝1985, M. ナタンソン編，渡辺光・那須壽・西原和久訳『アルフレッド・シュッツ著作集第2巻　社会的現実の問題II』マルジュ社.）
Scott, J. W., 1988, *Gender and Politics of History,* Columbia University Press.（＝1992, 荻野美穂訳『ジェンダーと歴史学』平凡社.）
瀬奈じゅん・千田真司，2019，『ちいさな大きなたからもの――特別養子縁組からはじまる家族のカタチ』方丈社.
千田有紀，2011，『日本型近代家族――どこから来てどこへ行くのか』勁草書房.
澁谷知美，2017，「検査される男性身体の歴史――1930年代の学校と軍隊でのM検を中心に」『インクルーシブ社会研究16 生殖と人口政策，ジェンダー』立命館大学人間科学研究所，135-45.
進藤雄三，1990，『医療の社会学』世界思想社.
白井千晶，2007，「不妊当事者の人間関係――夫婦関係を中心に」『保健医療社会学論集』18(1)：25-37.
――――，2012，『不妊を語る――19人のライフストーリー』海鳴社.
Sontag, S., 1978, *Illness as Metaphor,* 1989, *Aids and its Metaphors,* New York: Farrar, Strus, and Giroux.（＝2006, 富山太佳夫訳『隠喩としての病い　エイズとその隠喩　新装版』みすず書房.）
鈴木おさむ，2015，『妊活ダイアリー From ブス恋』マガジンハウス.
多賀太，2001，『男性のジェンダー形成――「男らしさ」の揺らぎのなかで』東洋館出版社.
――――，2016，『男子問題の時代？――錯綜するジェンダーと教育のポリティクス』学文社.
高橋由佳理・大藤智佳・篠崎るり子・藤永由美子・砥石和子・福井トシ子，1999，「体外受精・胚移植を希望した女性およびそのパートナーの心身の問題とケアの方向性」『女性心身医学』3(1)：53-62.
竹田恵子，2018，『不妊，当事者の経験――日本におけるその変化20年』洛北出版.
竹家一美，2008，「不妊治療を経験した女性たちの語り――『子どもを持たない人生』という選択」『質的心理学研究』7：118-37.
――――，2009，「ある不妊女性の選択と喪失――対話的省察実践によるナラティヴ・テクストの再検討」『京都大学大学院教育学研究科紀要』55：351-63.
――――，2015，「『アクター』としての非配偶者間人工授精（AID）児――新聞記事の分析を通して」『年報社会学論集』28：52-63.
田間泰子，［1995］2001，「不妊と家族の近代化」『母性愛という制度――子殺しと中絶のポリティクス』勁草書房，213-44.

田中俊之，2004，「『男性問題』としての不妊」『不妊と男性』青弓社，193-224.
———，2009，『男性学の新展開』青弓社.
Tjørnhøj-Thomsen, T., 2009, "'It's a Bit Unmanly in a Way': Men and Infertility in Denmark," Inhorn, M. C., T. Tjørnhøj-Thomsen, H. Goldberg and M. la Cour Mosegaard eds., *Reconceiving the Second Sex: Men, Masculinity, and Reproduction,* New York: Berghahn Books, 226-52.
東京女性財団，2000，『女性の視点からみた先端生殖技術』.
柘植あづみ，1996，「『不妊治療』をめぐるフェミニズムの言説再考」江原由美子編『生殖技術とジェンダー』勁草書房，219-53.
———，1999，『文化としての生殖技術——不妊治療にたずさわる医師の語り』松籟社.
———，2012，『生殖技術——不妊治療と再生医療は社会に何をもたらすか』みすず書房.
Turner, B. S., 1984, *The Body and Society: Explorations in Social Theory,* Basil Blackwell.（＝1999，小口信吉・藤田弘人・泉田渡・小口高司訳『身体と文化——身体社会学試論』文化書房博文社.）
———, 2001, "Disability and the Sociology of the Body" G. L. Albrecht, K. D. Seelman and M. Bury eds., *Handbook of Disability Studies,* London: Sage Publications. 252-66.
上野千鶴子，2001，「構築主義とは何か——あとがきに代えて」上野千鶴子編『構築主義とは何か』勁草書房，275-305.
渡辺恒夫，1986，『脱男性の時代——アンドロジナスをめざす文明学』勁草書房.
渡辺恒夫編，1989，『男性学の挑戦——Ｙの悲劇？』新曜社.
Webb, R. E. and J. C. Daniluk, 1999, "The End of the Line: Infertile Men's Experience of Being Unable to Produce a Child," *Men and Masculinities,* 2(1): 6-25.
Whitehead, S. M. and F. J. Barrett eds., 2001, *The Masculinity reader,* Cambridge: Polity.
Williams, S. J. and G. Bendelow, 1998, *The Lived Body: Sociological Themes, Embodied Issues,* New York: Routledge.
Wischmann, T. and P. Thorn, 2013, "(Male) Infertility: What Does It Mean to Men? New Evidence from Quantitative and Qualitative Studies," *Reproductive Biomedicine Online,* 27: 236-43.
やまだようこ，2007，「ナラティヴ研究」やまだようこ編『質的心理学の方法——語りをきく』新曜社，54-71.
山口典子・中村康香・跡上富美・吉沢豊予子，2016，「無精子症の診断を受けた時の思い——精巣内精子採取術・顕微鏡下精巣内精子採取術を選択した男性の語りから」『日本母性看護学会誌』16(1)：49-56.

安田裕子，2012，『不妊治療者の人生選択――ライフストーリーを捉えるナラティヴ・アプローチ』新曜社.
由井秀樹，2015，『人工授精の近代――戦後の「家族」と医療・技術』青弓社.
――――，2017，「戦後日本の不妊男性に対するまなざし――不妊男性の妻は自身の経験をどのように意味づけてきたか？」『インクルーシブ社会研究16 生殖と人口政策，ジェンダー』立命館大学人間科学研究所，112-34.
湯村寧編，2016，『我が国における男性不妊に対する検査・治療に関する調査研究』平成27年度厚生労働省子ども・子育て支援推進調査研究事業報告書.

《著者紹介》

竹家 一美（たけや かずみ）

2007年 京都大学大学院教育学研究科修士課程修了，修士（教育学）．

2014年 お茶の水女子大学大学院人間文化創成科学研究科博士前期課程修了，修士（社会科学）．

2020年 お茶の水女子大学大学院人間文化創成科学研究科博士後期課程修了，博士（社会科学）．

日本学術振興会特別研究員 DC2，お茶の水女子大学グローバルリーダーシップ研究所特別研究員を経て，現在，お茶の水女子大学ほか非常勤講師．

専攻は，社会学，ジェンダー／セクシュアリティ研究．

主要論文に，「『アクター』としての非配偶者間人工授精（AID）児——新聞記事の分析を通して」（『年報社会学論集』28号，2015年），「『男性不妊』という経験——泌尿器科を受診した夫たちの語りから」（『ジェンダー研究』20号，2017年），「身体経験としての『男性不妊』——無精子症事例に焦点をあてて」（『科学技術社会論研究』15号，2018年）など．

日本の男性不妊

——当事者夫婦の語りから——

2021年4月30日　初版第1刷発行

2021年6月5日　初版第2刷発行

著　者　竹家一美©

発行者　萩原淳平

印刷者　江戸孝典

発行所　株式会社　晃洋書房

京都市右京区西院北矢掛町7番地

電話　075（312）0788㈹

振替口座　01040-6-32280

印刷・製本　共同印刷工業㈱

装幀　安藤紫野

ISBN978-4-7710-3472-3